Nizko-Ogljikohidratna Uživanja

Zdrave in Okusne Jedilnike

Sara Jereb

Vsebina

Odličen zajtrk v kozarcu 7
Okusen piščančji quiche 9
Okusna jajca in zrezek 11
Čudovita piščančja omleta 13
Preprosta skleda za smoothie 15
Omleta s feta sirom 17
Zrezek za zajtrk 19
Tunina solata za zajtrk 21
Čudovita solata za zajtrk v kozarcu 23
Slasten naan in kruh z maslom 25
Recepti za ketogeno kosilo 27
   Cezarjeva solata za kosilo 28
   Kosilo Tacos 29
   Slastna pica za kosilo 31
   Preprosti pizza zvitki 33
   Slasten krožnik za kosilo 35
   Okusno mehiško kosilo 38
   Kosilo s polnjeno papriko 40
   Hamburger specialiteta za kosilo 42
   Drugačen burger 44
   Okusna jed iz buč 47
   Solata s slanino in bučkinimi rezanci 49
   Čudovita piščančja solata 51
   Čudovita solata z zrezki 53
   Za kosilo solata s piščancem in koromačem 55
   Preprost polnjen avokado 57
   Solata s piščančjim pestom 59
   Slastna solata za kosilo 61
   Enostavne rakovice za kosilo 63
   Enostavni mafini za kosilo 65
   Svinjska pita za kosilo 67
   Slastna pašteta za kosilo 70

Slastna juha za kosilo 72
Slastna kokosova juha 74
Juha z bučkinimi rezanci 76
Okusno curry kosilo 78
Špinačni zvitki za kosilo 81
Okusna mesna jed 83
Mesne kroglice in pilaf 85
Slastna brokolijeva juha 87
Kosilo Solata iz stročjega fižola 89
Bučna juha 91
Okusna enolončnica iz stročjega fižola 93
Jabolčna solata za preprosto kosilo 95
Brstični ohrovt gratiniran 97
Preprosto kosilo s šparglji 100
Preproste testenine s kozicami 102
Čudovita mehiška enolončnica 104
Odlična nabodala s slanino in gobami 106
preprosta paradižnikova juha 108
Klobase zavite v slanino 110
Jastogov biskvit za kosilo 112
Preprosta halumi solata 114
Enolončnica za kosilo 116
Piščanec in kozice 118
Zelena juha 120
Caprese solata 122
lososova juha 124
Neverjetna obloga juha 126
Recepti za keto priloge 128
navaden kimči 129
Okusna priloga k stročjemu fižolu 131
Preprosta cvetačna kaša 133
Okusne gobe Portobello 135
Okras iz brstičnega ohrovta 137
Okusen pesto 139
Brstični ohrovt in slanina 141
Okusna priloga s špinačo 143

Odličen avokadov krompirček 145
Preprosto pečena cvetača 147
Okras iz gob in špinače 149
Okusen paradižnik in okra 151
Čudovit grah in meta 153
Okrasite z zelenjem 155
Okras iz jajčevcev in paradižnika 157
Brokoli z limono in mandljevim maslom 159
Navaden dušen brokoli 161
Rahlo pražena čebula 163
Kuhane bučke 165
Okusni ocvrti švicarski smog 167
Slastna gobova solata 169
Grška solata 171
kečap 173
Poletna solata 175
Paradižnik in Bocconcini 177
Solata iz kumar in datljev 179
Preprosta solata iz jajčevcev 181
Posebna solata 183
Posebna solata endivije in vodne kreše 185
Zraven indijska solata 187
Čatni iz indijske mete 189
Indijski kokosov čatni 191
Enostaven tamarind čatni 193
Karameliziran poper 195
Karamelizirana blitva 197
Posebna poletna ohrovtova priloga 199
Čudovita zeljna solata 201
Preprosto pečeno zelje 203
Okusen stročji fižol in avokado 205
Okusen ocvrt krompir z repo 207
Fantastična irska priloga 209
Dvakrat pečene bučke 211
okusna omaka 213
Pilav z gobami in konopljo 215

Azijska solata 217

Odličen zajtrk v kozarcu

Ne trudite se pripravljati nekaj zapletenega za zajtrk! Preizkusite to neverjetno keto pijačo!

Čas priprave: 3 minute.

Čas priprave: 0 minut.

Porcije: 2

Sestavine:

- 10 unč kokosovega mleka v pločevinkah
- 1 skodelica vaše najljubše zelenjave
- ¼ skodelice kakavovih zrn
- 1 skodelica vode
- 1 skodelica zamrznjenih češenj
- ¼ skodelice kakava v prahu
- 1 manjši izkoščičen in olupljen avokado
- ¼ čajne žličke kurkume

Naslovi:

1. V mešalniku zmešajte kokosovo mleko z avokadom, kakavom v prahu, češnjami in kurkumo ter dobro premešajte.
2. Dodamo vodo, zelene liste in kakavova zrna, mešamo še 2 minuti, nalijemo v kozarce in postrežemo.

Uživajte!

prehrana:kalorij 100, maščobe 3, vlaknine 2, ogljikovi hidrati 3, beljakovine 5

Okusen piščančji quiche

Tako okusno je, da boste naročili še več!

Čas priprave: 10 minut.
Čas priprave: 45 minut.
Porcije: 5

Sestavine:

- 7 jajc
- 2 skodelici mandljeve moke
- 2 žlici kokosovega olja
- Sol in črni poper po okusu
- 2 naribani buči
- ½ skodelice težke smetane
- 1 čajna žlička semen koromača
- 1 čajna žlička posušenega origana
- 1 kilogram mletega piščanca

Naslovi:

1. V kuhinjskem robotu zmešajte mandljevo moko s ščepcem soli.
2. Dodamo 1 jajce in kokosovo olje ter dobro premešamo.

3. Testo damo v tortni model, namazan z maslom, in ga dobro pritisnemo na dno.
4. Na srednjem ognju segrejemo ponev, dodamo piščanca, pražimo nekaj minut, odstavimo z ognja in odstavimo.
5. V skledi zmešamo 6 jajc s soljo, poprom, origanom, smetano in semeni koromača ter dobro stepemo.
6. Dodamo piščanca in ponovno premešamo.
7. Vlijemo v skorjo za pito, razporedimo, postavimo v ogreto pečico na 350 stopinj F in pečemo 40 minut.
8. Pustite, da se torta nekoliko ohladi, preden jo narežete in postrežete za zajtrk!

Uživajte!

prehrana:kalorij 300, maščobe 23, vlaknine 3, ogljikovi hidrati 4, beljakovine 18

Okusna jajca in zrezek

To je tako okusno in nasitno! Poskusite to jutri za zajtrk!

Čas priprave: 10 minut.

Čas priprave: 10 minut.

Porcije: 1

Sestavine:

- 4 unče fileja
- 1 majhen izkoščičen avokado, olupljen in narezan
- 3 jajca
- 1 žlica gheeja
- Sol in črni poper po okusu

Naslovi:

1. Na srednjem ognju segrejte ponev z gheejem, v ponev razbijte jajca in kuhajte po želji.
2. Začinite s soljo in poprom, odstavite z ognja in preložite na krožnik.
3. Na zmernem ognju segrejte drugo ponev, dodajte mah, kuhajte 4 minute, odstavite z ognja, ohladite in narežite na tanke trakove.
4. Solimo in popramo po okusu ter dodamo jajcem.

5. Ob strani dodamo rezine avokada in postrežemo. Uživajte!

prehrana:kalorij 500, maščobe 34, vlaknine 10, ogljikovi hidrati 3, beljakovine 40

Čudovita piščančja omleta

Ima čudovit okus in izgleda fantastično! Popoln je!

Čas priprave: 10 minut.

Čas priprave: 10 minut.

Porcije: 1

Sestavine:

- 1 unča pečenega piščanca, narezanega
- 1 čajna žlička gorčice
- 1 žlica domače majoneze
- 1 sesekljan paradižnik
- 2 rezini slanine, kuhane in narezane
- 2 jajci
- 1 manjši avokado brez koščic, olupljen in narezan
- Sol in črni poper po okusu

Naslovi:

1. V skledi zmešajte jajca z malo soli in popra ter jih nežno stepite.
2. Ponev segrejemo na srednjem ognju, pokapamo z malo olja, dodamo jajca in omleto kuhamo 5 minut.

3. Na polovico tortilje dodajte piščanca, avokado, paradižnik, slanino, majonezo in gorčico.
4. Tortiljo prepognemo, ponev pokrijemo in kuhamo še 5 minut.
5. Preložimo na krožnik in postrežemo.

Uživajte!

prehrana:kalorije 400, maščobe 32, vlaknine 6, ogljikovi hidrati 4, beljakovine 25

Preprosta skleda za smoothie

To je ena najboljših idej za keto zajtrk!

Čas priprave: 5 minut.
Čas priprave: 0 minut.
Porcije: 1

Sestavine:
- 2 kocki ledu
- 1 žlica kokosovega olja
- 2 žlici težke smetane
- 1 skodelica špinače
- ½ skodelice mandljevega mleka
- 1 čajna žlička beljakovin v prahu
- 4 maline
- 1 žlica naribanega kokosa
- 4 orehi
- 1 čajna žlička chia semen

Naslovi:
1. V mešalniku zmešajte mleko s špinačo, smetano, ledom, beljakovinami v prahu in kokosovim oljem, dobro premešajte in prenesite v skledo.

2. Na vrhu sklede potresemo maline, kokos, orehe in chia semena ter postrežemo.

Uživajte!

prehrana:kalorije 450, maščobe 34, vlaknine 4, ogljikovi hidrati 4, beljakovine 35

Omleta s feta sirom

Kombinacija sestavin je preprosto čudovita!

Čas priprave: 10 minut.
Čas priprave: 10 minut.
Porcije: 1

Sestavine:

- 3 jajca
- 1 žlica gheeja
- 1 unča feta sira, zdrobljenega
- 1 žlica težke smetane
- 1 žlica pesta v kozarcih
- Sol in črni poper po okusu

Naslovi:

1. V skledi zmešajte jajca s smetano, soljo in poprom ter dobro stepite.
2. Na srednjem ognju segrejemo ponev z gheejem, dodamo stepena jajca, razporedimo po ponvi in kuhamo omleto, dokler se ne razpoka.

3. Omleto potresemo s sirom in namažemo s pestom, prepognemo na pol, ponev pokrijemo in kuhamo še 5 minut.
4. Tortilje prestavimo na krožnik in postrežemo.

Uživajte!

prehrana:kalorij 500, maščobe 43, vlaknine 6, ogljikovi hidrati 3, beljakovine 30

Zrezek za zajtrk

Vredno je poskusiti čim prej!

Čas priprave: 10 minut.
Čas kuhanja: 35 minut.
Porcije: 4

Sestavine:

- 1 čajna žlička gheeja
- 1 majhna glava rumene čebule, sesekljane
- 1 kilogram sladke klobase, sesekljane
- 6 jajc
- 1 skodelica sira cheddar, nariban
- 4 unče mehkega kremnega sira
- Sol in črni poper po okusu
- 2 žlici sesekljanega drobnjaka

Naslovi:

1. V skledi zmešamo jajca s soljo, poprom, čebulo, chorizom in polovico smetane ter dobro stepemo.
2. Žemljico premažite z gheejem, prelijte z mešanico klobas in jajc, postavite v pečico na 350 stopinj F in pecite 30 minut.

3. Žemljo vzamemo iz pečice, pustimo nekaj minut počivati, po vrhu namažemo preostanek kremnega sira in potresemo z drobnjakom in cheddar sirom.
4. Steak položimo v pečico in pečemo še 5 minut.
5. Po preteku časa kruhke popečemo 3 minute, pustimo, da se malo ohladijo, narežemo in postrežemo.

Uživajte!

prehrana:kalorije 560, maščobe 32, vlaknine 1, ogljikovi hidrati 6, beljakovine 45

Tunina solata za zajtrk

Ta keto zajtrk vam bo od zdaj naprej všeč!

Čas priprave: 10 minut.

Čas priprave: 0 minut.

Porcije: 4

Sestavine:

- 2 žlici kisle smetane
- 12 unč tune v olivnem olju
- 4 por, drobno sesekljan
- Sol in črni poper po okusu
- Ščepec čilijevih kosmičev
- 1 žlica kaper
- 8 žlic domače majoneze

Naslovi:

1. V solatno skledo damo tuno s kaprami, soljo, poprom, porom, čilijem, smetano in majonezo.
2. Dobro premešamo in postrežemo s hrustljavim kruhom.

Uživajte!

prehrana:kalorij 160, maščobe 2, vlaknine 1, ogljikovi hidrati 2, beljakovine 6

Čudovita solata za zajtrk v kozarcu

To lahko nosite celo v pisarni!

Čas priprave: 10 minut.
Čas priprave: 0 minut.
Porcije: 1

Sestavine:

- 1 unča vaše najljubše zelenjave
- 1 unča sesekljane rdeče paprike
- 1 unča češnjevih paradižnikov, prepolovljenih
- 4 unče pečenega piščanca, narezanega
- 4 žlice ekstra deviškega oljčnega olja
- ½ sesekljane čebule
- 1 unča sesekljane kumare
- Sol in črni poper po okusu

Naslovi:

1. V skledi premešajte zelenjavo s papriko, paradižniki, drobnjakom, kumarami, soljo, poprom in oljčnim oljem ter premešajte, da se dobro prekrije.
2. Prestavimo ga v kozarec, nanj položimo koščke piščanca in postrežemo za zajtrk.

Uživajte!

prehrana:kalorij 180, maščobe 12, vlaknine 4, ogljikovi hidrati 5, beljakovine 17

Slasten naan in kruh z maslom

Poskusite ta poseben keto zajtrk! Tako preprosto ga je narediti!

Čas priprave: 10 minut.

Čas priprave: 10 minut.

Obroki: 6

Sestavine:

- 7 žlic kokosovega olja
- ¾ skodelice kokosove moke
- 2 žlici psiliuma v prahu
- ½ čajne žličke pecilnega praška
- Solimo po okusu
- 2 skodelici tople vode
- Malo kokosovega olja za cvrtje
- 2 stroka česna, sesekljana
- 3,5 unče gheeja

Naslovi:

1. V skledi zmešamo kokosovo moko s pecilnim praškom, soljo in psiliumom v prahu ter premešamo.
2. Dodajte 7 žlic kokosovega olja in vročo vodo ter začnite gnetiti testo.

3. Pustimo počivati 5 minut, razdelimo na 6 kroglic in sploščimo na delovni površini.
4. Na srednje močnem ognju segrejte ponev z malo kokosovega olja, v ponev dodajte naan kruh, prepražite do zlate barve in preložite na krožnik.
5. Na srednjem ognju segrejte ponev z gheejem, dodajte česen, sol in poper, premešajte in kuhajte 2 minuti.
6. To zmes namažemo na naan kruh, preostanek pa vlijemo v skledo.
7. Zjutraj postrezite.

Uživajte!

prehrana:kalorij 140, maščobe 9, vlaknine 2, ogljikovi hidrati 3, beljakovine 4

Recepti za ketogeno kosilo

Cezarjeva solata za kosilo

Poln je zdravih elementov in je 100 % keto!

Čas priprave: 10 minut.
Čas priprave: 0 minut.
Porcije: 2

Sestavine:

- 1 avokado, izkoščičen, olupljen in narezan
- Sol in črni poper po okusu
- 3 žlice kremastega cezarjevega preliva
- 1 skodelica slanine, kuhana in narezana
- 1 pečene in narezane piščančje prsi

Naslovi:

1. V solatni skledi zmešajte avokado s slanino in piščančjimi prsi ter premešajte.
2. Dodamo cezarjev preliv, sol in poper, premešamo, razdelimo v 2 skledi in postrežemo.

Uživajte!

prehrana: kalorije 334, maščobe 23, vlaknine 4, ogljikovi hidrati 3, beljakovine 18

Kosilo Tacos

Ideja za enostavno in okusno kosilo za vse, ki sledite ketogeni dieti!

Čas priprave: 10 minut.
Čas priprave: 25 minut.
Porcije: 3

Sestavine:

- 2 skodelici naribanega čedar sira
- 1 manjši avokado brez koščic, olupljen in narezan
- 1 skodelica vašega najljubšega kuhanega taco mesa
- 2 žlički sriracha omake
- ¼ skodelice sesekljanega paradižnika
- sprej za kuhanje
- Sol in črni poper po okusu

Naslovi:

1. Na obložen pladenj pokapamo malo jedilnega olja.
2. Čedar sir razporedite po pekaču, postavite v ogreto pečico na 400 stopinj F in pecite 15 minut.
3. Taco meso razporedite po siru in pecite še 10 minut.
4. Medtem v skledi zmešajte avokado s paradižniki, omako sriracha, soljo in poprom ter premešajte.

5. Razporedite ga po plasteh takosa in čedarja, takose nekoliko ohladite, narežite z rezalnikom za pico in postrezite za kosilo.

Uživajte!

prehrana:kalorije 400, maščobe 23, vlaknine 0, ogljikovi hidrati 2, beljakovine 37

Slastna pica za kosilo

Priporočamo, da poskusite to keto pico danes za kosilo!

Čas priprave: 10 minut.

Čas priprave: 7 minut.

Porcije: 4

Sestavine:

- 1 skodelica mešanice sira za pico, naribanega
- 1 žlica oljčnega olja
- 2 žlici gheeja
- 1 skodelica sira mozzarella, nariban
- ¼ skodelice mascarpone sira
- 1 žlica težke smetane
- 1 čajna žlička mletega česna
- Sol in črni poper po okusu
- Ščepec limoninega popra
- 1/3 skodelice brokolijevih cvetov, kuhanih na pari
- Malo sira Asiago, naribanega za postrežbo

Naslovi:

1. Na srednjem ognju segrejte ponev z oljem, dodajte mešanico sira za pico in jo razporedite v krog.

2. Dodamo mocarelo in prav tako porazdelimo v krog.
3. Vse skupaj kuhamo 5 minut in preložimo na krožnik.
4. Na srednjem ognju segrejte ponev z gheejem, dodajte mascarpone sir, smetano, sol, poper, limono in česen, premešajte in kuhajte 5 minut.
5. Polovico te mešanice pokapajte po sirovi skorjici.
6. V ponev z ostalo mascarponejevo mešanico dodamo cvetke brokolija, premešamo in kuhamo 1 minuto.
7. To dodamo po vrhu pice, na koncu potresemo s sirom Asiago in postrežemo.

Uživajte!

prehrana:kalorij 250, maščobe 15, vlaknine 1, ogljikovi hidrati 3, beljakovine 10

Preprosti pizza zvitki

Te so tako božanskega okusa! Tako neverjetni so!

Čas priprave: 10 minut.
Čas priprave: 30 minut.
Obroki: 6

Sestavine:

- ¼ skodelice rdeče in zelene paprike, sesekljane
- 2 skodelici sira mozzarella, naribanega
- 1 čajna žlička začimbe za pico
- 2 žlici sesekljane čebule
- 1 sesekljan paradižnik
- Sol in črni poper po okusu
- ¼ skodelice omake za pico
- ½ skodelice klobase, narezane in kuhane

Naslovi:

1. Mocarelo razporedite po obloženem, rahlo pomaščenem pekaču, po vrhu potresite začimbe za pico, postavite v pečico na 400 stopinj F in pecite 20 minut.

2. Testo za pico vzamemo iz pečice, po njem razporedimo klobaso, čebulo, papriko in paradižnik ter na koncu pokapljamo s paradižnikovo omako.
3. Vrnemo v pečico in pečemo še 10 minut.
4. Pico vzamemo iz pečice, pustimo nekaj minut, razrežemo na 6 delov, vsak del zvijemo in postrežemo za kosilo.

Uživajte!

prehrana: kalorij 117, maščobe 7, vlaknine 1, ogljikovi hidrati 2, beljakovine 11

Slasten krožnik za kosilo

Pridobite vse sestavine, ki jih potrebujete, in čim prej pripravite to neverjetno keto kosilo!

Čas priprave: 10 minut.

Čas priprave: 15 minut.

Porcije: 2

Sestavine:

- 1 1/2 skodelice cheddar sira, naribanega
- 1 1/2 skodelice sirne mešanice
- 2 goveji klobasi, drobno narezani
- Malo olivnega olja
- 1 kilogram mlete govedine
- Sol in črni poper po okusu
- ¼ čajne žličke paprike
- ¼ čajne žličke starega lovorja
- ¼ čajne žličke čebule v prahu
- ¼ čajne žličke česna v prahu
- 1 skodelica sesekljanih listov zelene solate
- 1 žlica otoškega preliva
- 2 žlici sesekljanih kislih kumaric
- 2 žlici sesekljane rumene čebule
- ½ skodelice ameriškega sira, naribanega

- Malo paradižnikove omake za postrežbo
- Malo gorčice za postrežbo

Naslovi:

1. Na srednjem ognju segrejte ponev z malo olja, dodajte polovico sirne zmesi, jo razporedite v krog in položite polovico čedar sira.
2. Prav tako razvaljajte v krog, kuhajte 5 minut, preložite na desko za rezanje in pustite, da se ohladi nekaj minut.
3. Ponovno segrejemo ponev, dodamo preostanek sirne zmesi in razporedimo v krog.
4. Dodamo preostali sir čedar, prav tako razmažemo, kuhamo 5 minut in prav tako preložimo na desko za rezanje.
5. Razporedite tisoč otoških prelivov po 2 podlagah za pico.
6. Isto ponev ponovno segrejemo na srednji temperaturi, dodamo meso, premešamo in pražimo nekaj minut.
7. Dodamo sol, poper, stari lovor, papriko, čebulo in česen v prahu, premešamo in kuhamo še nekaj minut.
8. Dodamo koščke hrenovke, premešamo in kuhamo še 5 minut.
9. Na 2 skorji za pico razporedite solato, kumarice, ameriški sir in čebulo.
10. Razdelite mešanico govedine in hrenovk, prelijte z gorčico in kečapom ter postrezite.

prehrana:kalorij 200, maščobe 6, vlaknine 3, ogljikovi hidrati 1,5, beljakovine 10

Okusno mehiško kosilo

Tako okusno je! Zakaj ne poskusite danes?

Čas priprave: 10 minut.
Čas priprave: 20 minut.
Porcije: 4

Sestavine:

- ¼ skodelice sesekljanega cilantra
- 2 avokada, olupljena, olupljena in narezana na krhlje
- 1 žlica limoninega soka
- ¼ skodelice mletega česna
- 1 čajna žlička mletega česna
- Sol in črni poper po okusu
- 6 češnjevih paradižnikov, narezanih na četrtine
- ½ skodelice vode
- 2 kg mlete govedine
- 2 skodelici smetane
- ¼ skodelice začimb za taco
- 2 skodelici narezanih listov zelene solate
- Za serviranje pokapljajte omako iz kajenskega popra
- 2 skodelici cheddar sira, naribanega

Naslovi:
1. V skledi zmešamo koriander z limoninim sokom, avokadom, čebulo, paradižnikom, soljo, poprom in česnom, dobro premešamo in pustimo zaenkrat v hladilniku.
2. Ponev segrejemo na srednjem ognju, dodamo meso, premešamo in kuhamo 10 minut.
3. Dodajte začimbe za taco in vodo, premešajte in kuhajte na srednje nizkem ognju še 10 minut.
4. To mešanico razdelite v 4 servirne sklede.
5. Dodajte smetano, avokadovo mešanico, ki ste jo prej pripravili, koščke zelene solate in čedar sir.
6. Na koncu ga prelijemo z omako iz kajenskega popra in postrežemo za kosilo!

Uživajte!

prehrana: kalorije 340, maščobe 30, vlaknine 5, ogljikovi hidrati 3, beljakovine 32

Kosilo s polnjeno papriko

Odlični so za keto kosilo!

Čas priprave: 10 minut.
Čas priprave: 40 minut.
Porcije: 4

Sestavine:

- 4 velike bananine paprike, očiščene semen in prepolovljene po dolžini
- 1 žlica gheeja
- Sol in črni poper po okusu
- ½ čajne žličke provansalskih zelišč
- 1 kilogram sladke klobase, sesekljane
- 3 žlice sesekljane rumene čebule
- Malo marinara omake
- Malo olivnega olja

Naslovi:

1. Bananine paprike začinite s soljo in poprom, pokapajte z oljem, dobro vtrite in pecite v pečici pri 350 stopinjah F 20 minut.

2. Medtem na srednjem ognju segrejemo ponev, dodamo koščke klobase, premešamo in kuhamo 5 minut.
3. Dodajte čebulo, provansalska zelišča, sol, poper in ghee, dobro premešajte in kuhajte 5 minut.
4. Paprike vzamemo iz pečice, jih napolnimo z mešanico klobas, položimo v pekač, prelijemo z marinara omako, vrnemo v pečico in pečemo še 10 minut.
5. Postrežemo ga vroče.

Uživajte!

prehrana:kalorij 320, maščobe 8, vlaknine 4, ogljikovi hidrati 3, beljakovine 10

Hamburger specialiteta za kosilo

Ti burgerji so res nekaj posebnega!

Čas priprave: 10 minut.
Čas priprave: 25 minut.
Obroki: 8

Sestavine:

- 1 kg mletih prsi
- 1 kg mletega govejega mesa
- Sol in črni poper po okusu
- 8 rezin masla
- 1 žlica mletega česna
- 1 žlica italijanske začimbe
- 2 žlici majoneze
- 1 žlica gheeja
- 2 žlici oljčnega olja
- 1 sesekljana rumena čebula
- 1 žlica vode

Naslovi:

1. V skledi zmešajte prsi z mesom, soljo, poprom, italijanskimi začimbami, česnom in majonezo ter dobro premešajte.
2. Oblikujte 8 žemljic in v vsako naredite žepek.
3. Vsako žemljo nadevamo s koščkom masla in zapremo.
4. Na srednjem ognju segrejte ponev z oljčnim oljem, dodajte čebulo, premešajte in pražite 2 minuti.
5. Dodamo vodo, premešamo in zberemo v kotu posode.
6. Burgerje dajte v ponev s čebulo in kuhajte na srednje nizkem ognju 10 minut.
7. Obrnemo jih, dodamo ghee in kuhamo še 10 minut.
8. Mesne kroglice razdelite med žemlje in postrezite s karamelizirano čebulo na vrhu.

Uživajte!

prehrana:kalorij 180, maščobe 8, vlaknine 1, ogljikovi hidrati 4, beljakovine 20

Drugačen burger

Ta burger postrezite z omako, ki jo priporočamo, in uživajte!

Čas priprave: 10 minut.

Čas priprave: 30 minut.

Porcije: 4

Sestavine:

Za omako:

- 4 feferone, sesekljane
- 1 skodelica vode
- 1 skodelica mandljevega masla
- 1 čajna žlička odstopanja
- 6 žlic kokosovih aminokislin
- 4 stroki česna, sesekljani
- 1 žlica riževega kisa

Za hamburgerje:

- 4 rezine sira s papriko
- 1 in ½ kg mlete govedine
- 1 glavica rdeče čebule narezana na rezine
- 8 rezin slanine
- 8 listov zelene solate

- Sol in črni poper po okusu

Naslovi:

1. Na srednjem ognju segrejte ponev z mandljevim maslom.
2. Dodamo vodo, dobro premešamo in kuhamo na majhnem ognju.
3. Dodajte kokosove aminokisline in dobro premešajte.
4. Čili in česen zmešajte v kuhinjskem robotu, prilijte kis in dobro premešajte.
5. Dodajte to mešanici mandljevega masla, dobro premešajte, odstavite z ognja in za zdaj odstavite.
6. V skledi zmešajte goveje meso s soljo in poprom, premešajte in oblikujte 4 polpete.
7. Zložimo jih v ponev, postavimo na segret žar in pečemo 7 minut.
8. Burgerje obrnemo in pečemo še 7 minut.
9. Rezine sira položite na vrh hamburgerja, postavite na žar in pecite še 4 minute.
10. Ponev segrejemo na srednjem ognju, dodamo rezine slanine in pražimo nekaj minut.
11. Na krožnik položite 2 lista zelene solate, na vrh dodajte 1 burger, nato 1 rezino čebule in 1 rezino slanine ter prelijte z omako iz mandljevega masla.

12. Ponovite s preostalimi listi solate, mesnimi kroglicami, čebulo, slanino in omako.

Uživajte!

prehrana:kalorij 700, maščobe 56, vlaknine 10, ogljikovi hidrati 7, beljakovine 40

Okusna jed iz buč

To je enostavno narediti in zelo enostavno! Kmalu poskusite to jed za kosilo!

Čas priprave: 10 minut.
Čas priprave: 5 minut.
Porcije: 1

Sestavine:

- 1 žlica oljčnega olja
- 3 žlice gheeja
- 2 skodelici bučk, narezanih s spiralizatorjem
- 1 čajna žlička kosmičev rdeče paprike
- 1 žlica mletega česna
- 1 žlica sesekljane rdeče paprike
- Sol in črni poper po okusu
- 1 žlica sesekljane bazilike
- ¼ skodelice sira Asiago, naribanega
- ¼ skodelice naribanega parmezana

Naslovi:

1. Na srednjem ognju segrejte ponev z oljem in gheejem, dodajte česen, papriko in poprove kosmiče, premešajte in kuhajte 1 minuto.
2. Dodamo bučkine rezance, premešamo in kuhamo še 2 minuti.
3. Dodamo baziliko, parmezan, sol in poper, premešamo in kuhamo še nekaj sekund.
4. Odstavimo z ognja, preložimo v skledo in postrežemo za kosilo s sirom Asiago na vrhu.

Uživajte!

prehrana:kalorij 140, maščobe 3, vlaknine 1, ogljikovi hidrati 1,3, beljakovine 5

Solata s slanino in bučkinimi rezanci

Tako je osvežilno in zdravo! Obožujemo to solato!

Čas priprave: 10 minut.
Čas priprave: 0 minut.
Porcije: 2

Sestavine:

- 1 skodelica mlade špinače
- 4 skodelice bučkinih rezancev
- 1/3 skodelice modrega sira, naribanega
- 1/3 skodelice gostega sirovega preliva
- ½ skodelice slanine, kuhane in narezane
- Črni poper po okusu

Naslovi:

1. Špinačo zmešajte z bučkinimi rezanci, slanino in modrim sirom v solatni skledi in premešajte.
2. Po okusu dodajte sirov preliv in črni poper, dobro premešajte, razdelite v 2 skledi in postrezite.

Uživajte!

prehrana:kalorij 200, maščobe 14, vlaknine 4, ogljikovi hidrati 2, beljakovine 10

Čudovita piščančja solata

Najboljša piščančja solata, kar jih boste kdaj jedli, je zdaj na voljo!

Čas priprave: 10 minut.
Čas priprave: 0 minut.
Porcije: 3

Sestavine:

- 1 sesekljana mlada čebula
- 1 rebro sesekljane zelene
- 1 kuhano jajce, olupljeno in nasekljano
- 5 unč ocvrtih in narezanih piščančjih prsi
- 2 žlici sesekljanega peteršilja
- ½ žlice koprove omake
- Sol in črni poper po okusu
- 1/3 skodelice majoneze
- Ščepec granuliranega česna
- 1 čajna žlička gorčice

Naslovi:

1. Peteršilj zmešajte s čebulo in zeleno v kuhinjskem robotu in dobro premešajte.
2. Prenesite jih v skledo in zaenkrat odstavite.

3. Piščanca damo v multipraktik, dobro premešamo in dodamo v skledo z zelenjavo.

4. Dodajte jajčne koščke, sol in poper ter premešajte.

5. Dodamo še gorčico, majonezo, koper in strt česen, premešamo in takoj postrežemo.

Uživajte!

prehrana:kalorije 283, maščobe 23, vlaknine 5, ogljikovi hidrati 3, beljakovine 12

Čudovita solata z zrezki

Če niste razpoloženi za keto piščančjo solato, poskusite govedino!

Čas priprave: 10 minut.
Čas priprave: 20 minut.
Porcije: 4

Sestavine:

- 1 ½ kilogramski zrezek, narezan na tanke rezine
- 3 žlice avokadovega olja
- Sol in črni poper po okusu
- ¼ skodelice balzamičnega kisa
- 6 unč sesekljane sladke čebule
- 1 narezana zelena solata
- 2 stroka česna, sesekljana
- 4 unče gob, narezanih
- 1 avokado, izkoščičen, olupljen in narezan
- 3 unče na soncu posušenih paradižnikov, narezanih
- 1 rumena paprika, narezana
- 1 pomarančna paprika, narezana na rezine
- 1 čajna žlička italijanskih začimb
- 1 čajna žlička kosmičev rdeče paprike

- 1 čajna žlička čebule v prahu

Naslovi:

1. Kose mesa stresite v skledo z malo soli, popra in balzamičnega kisa, premešajte in zaenkrat pustite na stran.
2. Na srednje nizki temperaturi segrejte ponev z avokadovim oljem, dodajte gobe, česen, sol, poper in čebulo, premešajte in kuhajte 20 minut.
3. Liste zelene solate z oranžno in rumeno papriko, sušenimi paradižniki in avokadom zmešamo v skledi in premešamo.
4. Kose mesa začinimo s čebulo v prahu, poprom in italijanskimi začimbami.
5. Kose steaka položite v ponev za žar, položite na segret brojler in kuhajte 5 minut.
6. Kose mesa razdelite na krožnike, ob strani dodajte solato iz zelene solate in avokada ter vse skupaj pokrijte z mešanico čebule in gob.

Uživajte!

prehrana:kalorije 435, maščobe 23, vlaknine 7, ogljikovi hidrati 10, beljakovine 35

Za kosilo solata s piščancem in koromačem

Za kosilo vsak dan poskusite drugo solato! Danes vam predlagamo, da poskusite to poslastico s koromačem in piščancem!

Čas priprave: 10 minut.
Čas priprave: 0 minut.
Porcije: 4

Sestavine:

- 3 piščančje prsi, brez kosti, kože, kuhane in narezane
- 2 žlici orehovega olja
- ¼ skodelice praženih in sesekljanih orehov
- 1 in pol skodelice sesekljanega koromača
- 2 žlici limoninega soka
- ¼ skodelice majoneze
- 2 žlici sesekljanih listov komarčka
- Sol in črni poper po okusu
- Ščepec kajenskega popra

Naslovi:

1. V skledi zmešajte koromač s piščancem in orehi ter premešajte.

2. V drugi skledi zmešajte majonezo s soljo, poprom, koromačevimi listi, orehovim oljem, limoninim sokom, poprom in česnom ter dobro premešajte.

3. Prelijte z mešanico piščanca in koromača, premešajte, da se dobro prekrije, in ohladite, dokler ni pripravljen za serviranje.

Uživajte!

prehrana:kalorij 200, maščobe 10, vlaknine 1, ogljikovi hidrati 3, beljakovine 7

Preprost polnjen avokado

Tako preprosto ga je pripraviti za kosilo!

Čas priprave: 10 minut.
Čas priprave: 0 minut.
Porcije: 1

Sestavine:

- 1 avokado
- 4 unče pločevinke sardin, odcejene
- 1 sesekljano čebulo
- 1 žlica majoneze
- 1 žlica limoninega soka
- Sol in črni poper po okusu
- ¼ čajne žličke kurkume v prahu

Naslovi:

1. Avokado prerežite na pol, odstranite meso in položite v skledo.
2. Pretlačimo z vilicami in zmešamo s sardinami.
3. Ponovno pretlačimo z vilicami in zmešamo s čebulo, limoninim sokom, kurkumo v prahu, soljo, poprom in majonezo.

4. Vse premešamo in razdelimo na polovice avokada.

5. Takoj postrezite za kosilo.

Uživajte!

prehrana: kalorij 230, maščobe 34, vlaknine 12, ogljikovi hidrati 5, beljakovine 27

Solata s piščančjim pestom

Kombinacija je naravnost okusna! Moral bi poskusiti!

Čas priprave: 10 minut.
Čas priprave: 0 minut.
Porcije: 4

Sestavine:

- 1 kilogram piščanca, kuhanega in narezanega na kocke
- Sol in črni poper po okusu
- 10 češnjevih paradižnikov, prerezanih na pol
- 6 rezin slanine, kuhane in narezane
- ¼ skodelice majoneze
- 1 avokado, olupljen, izkoščičen in narezan na kocke
- 2 žlici česnovega pesta

Naslovi:

1. Piščanca s slanino, avokadom, paradižniki damo v solatno skledo, solimo in popramo ter premešamo.
2. Dodajte majonezo in česnov pesto, dobro premešajte in postrezite.

Uživajte!

prehrana: kalorije 357, maščobe 23, vlaknine 5, ogljikovi hidrati 3, beljakovine 26

Slastna solata za kosilo

Okusno je in ko ga boste poskusili, vam bo všeč!

Čas priprave: 10 minut.
Čas priprave: 10 minut.
Porcije: 1

Sestavine:

- 4 unče govejega fileja
- 2 skodelici narezanih listov zelene solate
- Sol in črni poper po okusu
- sprej za kuhanje
- 2 žlici sesekljanega koriandra
- 2 redkvici, narezani
- 1/3 skodelice rdečega zelja, narezanega
- 3 žlice chimichurri omake v kozarcu
- 1 žlica solatnega preliva

Za solatni preliv:

- 3 stroki česna, sesekljani
- ½ čajne žličke Worcestershire omake
- 1 žlica gorčice
- ½ skodelice jabolčnega kisa

- ¼ skodelice vode
- ½ skodelice oljčnega olja
- ¼ čajne žličke omake Tabasco
- Sol in črni poper po okusu

Naslovi:

1. V skledi zmešajte stroke česna z Worcestershire omako, gorčico, jabolčnim kisom, vodo, olivnim oljem, soljo, poprom in tabasko omako, dobro premešajte in pustite stati.
2. Rešetko srednje močno segrejemo, pokapljamo z jedilnim oljem, dodamo zrezek, začinimo s soljo in poprom, kuhamo 4 minute, obrnemo, kuhamo še 4 minute, odstavimo na ogenj, pustimo, da se ohladi Odstavimo in narežemo na tanke trakovi.
3. V skledo za solato stresite solato cilantra, zelje, redkvice, preliv chimichurri in zrezek.
4. Dodajte 1 žlico solatnega preliva, premešajte in takoj postrezite.

Uživajte!

prehrana: kalorije 456, maščobe 32, vlaknine 2, ogljikovi hidrati 6, beljakovine 30

Enostavne rakovice za kosilo

Poskusite te pogače z rakovicami za kosilo! Ne bo vam žal!

Čas priprave: 10 minut.
Čas priprave: 12 minut.
Obroki: 6

Sestavine:

- 1 kilogram rakovega mesa
- ¼ skodelice sesekljanega peteršilja
- Sol in črni poper po okusu
- 2 zeleni čebuli, sesekljani
- ¼ skodelice sesekljanega cilantra
- 1 čajna žlička jalapeno popra, sesekljanega
- 1 čajna žlička limoninega soka
- 1 čajna žlička Worcestershire omake
- 1 čajna žlička stare začimbe iz lovorovih listov
- ½ žličke gorčice v prahu
- ½ skodelice majoneze
- 1 jajce
- 2 žlici oljčnega olja

Naslovi:

1. V veliki skledi zmešajte rakovo meso s soljo, poprom, peteršiljem, zeleno čebulo, koriandrom, jalapenom, limetinim sokom, začimbami starega lovora, gorčico v prahu in Worcestershire omako ter dobro premešajte.
2. V drugi skledi zmešajte jajce z majonezo in stepite.
3. Dodajte ga mešanici z rakovicami in vse skupaj premešajte.
4. Iz te zmesi oblikujte 6 mesnih kroglic in jih položite na krožnik.
5. Na srednjem ognju segrejte ponev z oljem, dodajte 3 pogače rakov, kuhajte 3 minute, obrnite, kuhajte še 3 minute in prenesite na papirnate brisače.
6. Ponovite z ostalimi 3 pogačicami iz rakov, odcedite odvečno maščobo in postrezite za kosilo.

Uživajte!

prehrana: kalorije 254, maščobe 17, vlaknine 1, ogljikovi hidrati 1, beljakovine 20

Enostavni mafini za kosilo

Ti mafini vam bodo res segli v dušo!

Čas priprave: 10 minut.
Čas priprave: 45 minut.
Obroki: 13

Sestavine:

- 6 rumenjakov
- 2 žlici kokosovih aminokislin
- ½ kilograma gob
- ¾ skodelice kokosove moke
- 1 kg mletega govejega mesa
- Solimo po okusu

Naslovi:

1. Zmešajte gobe s soljo, kokosovimi aminokislinami in rumenjaki v kuhinjskem robotu in dobro premešajte.

2. Goveje meso z malo soli zmešajte v skledi in premešajte.

3. Mesu dodamo gobjo mešanico in vse premešamo.

4. Dodamo kokosovo moko in ponovno premešamo.

5. Razdelite v 13 skodelic za kolačke, postavite v pečico na 350 stopinj F in pecite 45 minut.

6. Postrezite jih za kosilo!

Uživajte!

prehrana: kalorij 160, maščobe 10, vlaknine 3, ogljikovi hidrati 1, beljakovine 12

Svinjska pita za kosilo

To je nekaj, po čemer hrepenite že dolgo! Ne skrbi! To je keto ideja!

Čas priprave: 10 minut.

Čas priprave: 50 minut.

Obroki: 6

Sestavine:

Za testo za pito:

- 2 skodelici svinjskih kož
- ¼ skodelice lanene moke
- 1 skodelica mandljeve moke
- 2 jajci
- malo soli

Izpolnite:

- 1 skodelica naribanega čedar sira
- 4 jajca
- 12 unč mlete svinjine
- 6 rezin slanine
- ½ skodelice kremnega sira
- 1 rdeča čebula, sesekljana
- ¼ skodelice sesekljanega drobnjaka

- 2 stroka česna, sesekljana
- Sol in črni poper po okusu
- 2 žlici gheeja

Naslovi:

1. V kuhinjskem robotu zmešajte chicharrones z mandljevo moko, laneno moko, 2 jajci in soljo ter mešajte dokler ne dobite testa.
2. Prestavimo ga v tortni pekač in dobro vtisnemo v dno.
3. Postavite v pečico na 350 stopinj F in pecite 15 minut.
4. Medtem na srednjem ognju segrejte ponev z gheejem, dodajte česen in čebulo, premešajte in kuhajte 5 minut.
5. Dodamo slanino, premešamo in kuhamo 5 minut.
6. Dodajte svinjske hrbet, kuhajte, dokler ne porjavijo z vseh strani in odstavite z ognja.
7. V skledi zmešajte jajca s soljo, poprom, cheddar sirom in kremnim sirom ter dobro premešajte.
8. Dodajte mlado čebulo in ponovno premešajte.
9. Svinjino razporedite v pekač za pito, dodajte jajčno mešanico, postavite v pečico na 350 stopinj F in pecite 25 minut.

10. Pustite, da se torta nekaj minut ohladi in postrezite.

Uživajte!

prehrana:kalorije 455, maščobe 34, vlaknine 3, ogljikovi hidrati 3, beljakovine 33

Slastna pašteta za kosilo

Uživajte v nečem, kar je zelo enostavno zavreči: keto liverwurst!

Čas priprave: 10 minut.
Čas priprave: 0 minut.
Porcije: 1

Sestavine:

- 4 unče kuhanih piščančjih jeter
- 1 čajna žlička sesekljane mešanice timijana, žajblja in origana
- Sol in črni poper po okusu
- 3 žlice masla
- 3 redkvice, na tanke rezine
- Rezine hrustljavega kruha za postrežbo

Naslovi:

1. Piščančja jetra zmešajte s timijanom, žajbljem, origanom, maslom, soljo in poprom v kuhinjskem robotu ter dobro mešajte nekaj minut.
2. Namažite na hrustljave rezine kruha in na vrh položite rezine redkvice.
3. Postrezite takoj.

Uživajte!

prehrana:kalorije 380, maščobe 40, vlaknine 5, ogljikovi hidrati 1, beljakovine 17

Slastna juha za kosilo

Morda vam bo všeč ta juha! Poskusite vsaj enkrat!

Čas priprave: 10 minut.
Čas priprave: 4 ure.
Porcije: 4

Sestavine:

- 1 kilogram piščančjih beder brez kože in kosti
- 10 unč narezanih paradižnikov v pločevinkah
- 1 skodelica piščančje juhe
- 8 unč kremnega sira
- Sok 1 limete
- Sol in črni poper po okusu
- 1 jalapeno paprika, sesekljana
- 1 sesekljana rumena čebula
- 2 žlici sesekljanega koriandra
- 1 strok česna, mlet
- Cheddar sir, nariban za serviranje
- rezine limete za serviranje

Naslovi:

1. V loncu zmešajte piščanca s paradižniki, osnovo, kremnim sirom, soljo, poprom, limetinim sokom, jalapeñom, čebulo, česnom in koriandrom, premešajte, pokrijte in kuhajte na visoki temperaturi 4 ure.

2. Odkrijte lonec, narežite meso v loncu, razdelite med sklede in postrezite s sirom čedar na vrhu in rezinami limone ob strani.

Uživajte!

prehrana:kalorij 300, maščobe 5, vlaknine 6, ogljikovi hidrati 3, beljakovine 26

Slastna kokosova juha

Kmalu poskusite to keto kokosovo juho! Vsem bo všeč!

Čas priprave: 10 minut.
Čas priprave: 30 minut.
Porcije: 2

Sestavine:

- 4 skodelice piščančje juhe
- 3 listi limete
- 1 in pol skodelice kokosovega mleka
- 1 čajna žlička posušene limonine trave
- 1 skodelica sesekljanega koriandra
- 1 cm naribanega ingverja
- 4 tajske feferone, posušene in narezane
- Sol in črni poper po okusu
- 4 unče kozic, surovih, olupljenih in očiščenih
- 2 žlici sesekljane rdeče čebule
- 1 žlica kokosovega olja
- 2 žlici sesekljanih gob
- 1 žlica ribje omake
- 1 žlica sesekljanega koriandra

- Sok 1 limete

Naslovi:

1. V loncu zmešajte piščančjo osnovo s kokosovim mlekom, listi limete, limonsko travo, tajskim čilijem, 1 skodelico koriandra, ingverjem, soljo in poprom, premešajte, zavrite na srednjem ognju, kuhajte 20 minut, precedite in postavite nazaj v skledi.
2. Juho ponovno segrejte na srednji temperaturi, dodajte kokosovo olje, kozice, ribjo omako, gobe in čebulo, premešajte in kuhajte še 10 minut.
3. Dodamo limonin sok in 1 žlico koriandra, premešamo, prelijemo v posodice in postrežemo za kosilo.

Uživajte!

prehrana: kalorij 450, maščobe 34, vlaknine 4, ogljikovi hidrati 8, beljakovine 12

Juha z bučkinimi rezanci

Ta keto juha je preprosta, a tako okusna!

Čas priprave: 10 minut.
Čas priprave: 15 minut.
Obroki: 8

Sestavine:

- 1 majhna glava rumene čebule, sesekljane
- 2 stroka česna, sesekljana
- 1 jalapeno paprika, sesekljana
- 1 žlica kokosovega olja
- 1 in pol žličke curry paste
- 6 skodelic piščančje juhe
- 15 unč kokosovega mleka v pločevinkah
- 1 kilogram narezanih piščančjih prsi
- 1 rdeča paprika, narezana
- 2 žlici ribje omake
- 2 bučki, spiralizirani
- ½ skodelice sesekljanega cilantra
- rezine limete za serviranje

Naslovi:

1. Na srednjem ognju segrejte lonec z oljem, dodajte čebulo, premešajte in pražite 5 minut.
2. Dodajte česen, jalapeño in curry pasto, premešajte in kuhajte 1 minuto.
3. Dodamo juho in kokosovo mleko, premešamo in pustimo, da zavre.
4. Dodajte rdečo papriko, piščanca in ribjo omako, premešajte in kuhajte še 4 minute.
5. Dodamo koriander, premešamo, kuhamo 1 minuto in odstavimo z ognja.
6. Bučkine rezance razporedite po jušnih skledah, juho prelijte po vrhu in postrezite z rezinami limone ob strani.

Uživajte!

prehrana: kalorij 287, maščobe 14, vlaknine 2, ogljikovi hidrati 7, beljakovine 25

Okusno curry kosilo

Ste že poskusili keto curry? Potem bodite pozorni na spodaj!

Čas priprave: 10 minut.
Čas kuhanja: 1 ura.
Porcije: 4

Sestavine:

- 3 sesekljani paradižniki
- 2 žlici oljčnega olja
- 1 skodelica piščančje juhe
- 14 unč kokosovega mleka v pločevinkah
- 1 žlica limoninega soka
- Sol in črni poper po okusu
- 2 kilograma piščančjih krač izkoščičimo in brez kože ter narežemo na kocke
- 2 stroka česna, sesekljana
- 1 skodelica mletega česna
- 3 rdeče čilije, sesekljane
- 1 unča praženih arašidov
- 1 žlica vode
- 1 žlica naribanega ingverja

- 2 žlički mletega koriandra
- 1 čajna žlička mletega cimeta
- 1 čajna žlička mlete kurkume
- 1 čajna žlička mlete kumine
- ½ čajne žličke črnega popra
- 1 čajna žlička zmletih semen komarčka

Naslovi:

1. V kuhinjskem robotu zmešajte stroke česna, arašide, rdeče čilije, vodo, ingver, koriander, cimet, kurkumo, kumino, koromač in črni poper, premešajte v pasto in pustite stati.
2. Na srednjem ognju segrejte ponev z oljčnim oljem, dodajte začimbno pasto, ki ste jo naredili, dobro premešajte in segrevajte nekaj sekund.
3. Dodajte koščke piščanca, premešajte in kuhajte 2 minuti.
4. Dodamo osnovo in paradižnik, premešamo, zmanjšamo ogenj in kuhamo 30 minut.
5. Dodamo kokosovo mleko, premešamo in kuhamo še 20 minut.
6. Solimo, popramo in dodamo limonin sok, premešamo, razporedimo v skledice in postrežemo.

Uživajte!

prehrana:kalorije 430, maščobe 22, vlaknine 4, ogljikovi hidrati 7, beljakovine 53

Špinačni zvitki za kosilo

V hipu bodo pripravljeni!

Čas priprave: 20 minut.
Čas priprave: 15 minut.
Obroki: 16

Sestavine:

- 6 žlic kokosove moke
- ½ skodelice mandljeve moke
- 2 skodelici in pol mocarele, naribanega
- 2 jajci
- malo soli

Izpolnite:

- 4 unče kremnega sira
- 6 unč špinače, sesekljane
- Malo avokadovega olja
- malo soli
- ¼ skodelice naribanega parmezana
- Majoneza za serviranje

Naslovi:

1. Na srednjem ognju segrejte ponev z oljem, dodajte špinačo in kuhajte 2 minuti.
2. Dodamo parmezan, ščepec soli in kremni sir, dobro premešamo, odstavimo z ognja in zaenkrat pustimo na strani.
3. Mocarelo dajte v toplotno odporno skledo in 30 sekund postavite v mikrovalovno pečico.
4. Dodamo jajca, sol, kokosovo in mandljevo moko ter vse premešamo.
5. Testo položimo na obloženo desko za rezanje, položimo kos peki papirja in testo sploščimo z valjarjem.
6. Testo razdelite na 16 pravokotnikov, vsakega premažite s špinačno zmesjo in zvijte v obliko cigare.
7. Vse zvitke položite na obložen pekač, postavite v ogreto pečico na 350 stopinj F in pecite 15 minut.
8. Pustite, da se zvitki nekaj minut ohladijo, preden jih postrežete z malo majoneze na vrhu.

Uživajte!

prehrana: kalorij 500, maščobe 65, vlaknine 4, ogljikovi hidrati 14, beljakovine 32

Okusna mesna jed

To je enostavno in zadovoljivo keto kosilo! Poskusi!

Čas priprave: 15 minut.
Čas priprave: 8 minut.
Porcije: 4

Sestavine:

- 16 oz zrezek
- 4 unče paprike, naribanega sira
- 1 skodelica smetane
- Sol in črni poper po okusu
- 1 pest sesekljanega koriandra
- Malo chipotle adobo omake

Za guacamole:

- ¼ skodelice sesekljane rdeče čebule
- 2 avokada, olupljena in brez koščic
- Sok 1 limete
- 1 žlica oljčnega olja
- 6 češnjevih paradižnikov, narezanih
- 1 strok česna, mlet
- 1 žlica sesekljanega koriandra

- Sol in črni poper po okusu

Naslovi:
1. Avokado damo v skledo in ga pretlačimo z vilicami.
2. Dodajte paradižnik, rdečo čebulo, česen, sol in poper ter dobro premešajte.
3. Dodamo olivno olje, limonin sok in 1 žlico koriandra, ponovno dobro premešamo in zaenkrat odstavimo.
4. Na močnem ognju segrejemo ponev, dodamo zrezek, solimo in popramo, pečemo 4 minute na vsaki strani, preložimo na desko za rezanje, pustimo, da se malo ohladi in narežemo na tanke trakove.
5. Zrezek razdelite na 4 sklede, potresite s sirom, kislo smetano in guacamole ter postrezite s čipotom adobo.

Uživajte!

prehrana: kalorij 600, maščobe 50, vlaknine 6, ogljikovi hidrati 5, beljakovine 30

Mesne kroglice in pilaf

To je keto kosilo, v katerem lahko uživa vsak!

Čas priprave: 10 minut.
Čas priprave: 30 minut.
Porcije: 4

Sestavine:

- 12 unč cvetov cvetače
- Sol in črni poper po okusu
- 1 jajce
- 1 kilogram jagnjetine, zmlete
- 1 čajna žlička semen koromača
- 1 čajna žlička paprike
- 1 čajna žlička česna v prahu
- 1 majhna glava rumene čebule, sesekljane
- 2 stroka česna, sesekljana
- 2 žlici kokosovega olja
- 1 šopek sesekljane mete
- 1 žlica limonine lupine
- 4 unče kozjega sira, nastrganega

Naslovi:
1. Cvetačne cvetke damo v sekljalnik, posolimo in dobro premešamo.
2. Ponev namažemo z malo kokosovega olja, segrejemo na srednjem ognju, dodamo riž in cvetačo, kuhamo 8 minut, začinimo s soljo in poprom po okusu, odstavimo z ognja in pustimo na toplem.
3. V skledi zmešamo jagnjetino s soljo, poprom, jajcem, papriko, česnom v prahu in semeni koromača ter dobro premešamo.
4. Oblikujte 12 polpetov in jih zaenkrat položite na krožnik.
5. Na srednjem ognju segrejte ponev s kokosovim oljem, dodajte čebulo, premešajte in kuhajte 6 minut.
6. Dodamo česen, premešamo in kuhamo 1 minuto.
7. Dodamo polpete, jih dobro opečemo z vseh strani in odstavimo z ognja.
8. Cvetačni riž razdelite na krožnike, prelijte z mešanico mesnih kroglic in čebule, potresite z meto, limonino lupinico in kozjim sirom ter postrezite.

Uživajte!

prehrana: kalorije 470, maščobe 43, vlaknine 5, ogljikovi hidrati 4, beljakovine 26

Slastna brokolijeva juha

Čim prej poskusite to čudovito juho!

Čas priprave: 10 minut.
Čas priprave: 30 minut.
Porcije: 4

Sestavine:

- 1 glavica česna, sesekljana
- 1 žlica gheeja
- 2 skodelici zelenjavne juhe
- Sol in črni poper po okusu
- 2 skodelici vode
- 2 stroka česna, sesekljana
- 1 skodelica težke smetane
- 8 unč naribanega sira cheddar
- 12 unč cvetov brokolija
- ½ čajne žličke paprike

Naslovi:

1. Na srednjem ognju segrejte lonec gheeja, dodajte čebulo in česen, premešajte in kuhajte 5 minut.

2. Dodamo juho, smetano, vodo, sol, poper in papriko, premešamo in pustimo, da zavre.
3. Dodamo brokoli, premešamo in juho kuhamo 25 minut.
4. Prenesite v kuhinjski robot in dobro premešajte.
5. Dodajte sir in ponovno premešajte.
6. Nalijte v jušne sklede in postrezite vroče.

Uživajte!

prehrana:kalorije 350, maščobe 34, vlaknine 7, ogljikovi hidrati 7, beljakovine 11

Kosilo Solata iz stročjega fižola

Kmalu bo postala ena vaših najljubših keto solat!

Čas priprave: 10 minut.
Čas priprave: 5 minut.
Obroki: 8

Sestavine:
- 2 žlici belega vinskega kisa
- 1 in ½ čajne žličke gorčice
- Sol in črni poper po okusu
- 2 kilograma stročjega fižola
- 1/3 skodelice ekstra deviškega oljčnega olja
- 1 1/2 skodelice koromača, narezanega na tanke rezine
- 4 unče kozjega sira, nastrganega
- ¾ skodelice orehov, praženih in sesekljanih

Naslovi:
1. V lonec damo vodo, jo malo posolimo in pustimo vreti na srednjem ognju.
2. Dodajte stročji fižol, kuhajte 5 minut in prenesite v skledo, napolnjeno z ledeno vodo.
3. Stročji fižol dobro odcedimo in damo v solatno skledo.

4. Dodamo orehe, koromač in kozji sir ter nežno premešamo.
5. V posodi zmešamo kis z gorčico, soljo, poprom in oljem ter dobro premešamo.
6. Prelijemo po solati, dobro premešamo in postrežemo za kosilo.

Uživajte!

prehrana:kalorij 200, maščobe 14, vlaknine 4, ogljikovi hidrati 5, beljakovine 6

Bučna juha

Ta keto juha je tako kremasta in teksturirana! Moral bi ga poskusiti danes pri kosilu!

Čas priprave: 10 minut.
Čas priprave: 20 minut.
Obroki: 6

Sestavine:

- ½ skodelice sesekljane rumene čebule
- 2 žlici oljčnega olja
- 1 žlica čipsov v adobo omaki
- 1 strok česna, mlet
- 1 čajna žlička mlete kumine
- 1 čajna žlička mletega koriandra
- Ščepec pimenta
- 2 skodelici bučnega pireja
- Sol in črni poper po okusu
- 32 unč piščančje juhe
- ½ skodelice težke smetane
- 2 žlički kisa
- 2 čajni žlički stevije

Naslovi:
1. Na srednjem ognju segrejte lonec z oljem, dodajte čebulo in česen, premešajte in kuhajte 4 minute.
2. Dodamo stevijo, kumino, koriander, čipole in kumino, premešamo in kuhamo 2 minuti.
3. Dodamo juho in bučni pire, premešamo in kuhamo 5 minut.
4. Juho dobro zmešajte s potopnim mešalnikom, nato pa jo začinite s soljo, poprom, smetano in kisom.
5. Premešamo, pustimo vreti še 5 minut in razdelimo v sklede.
6. Postrezite takoj.

Uživajte!

prehrana: kalorij 140, maščobe 12, vlaknine 3, ogljikovi hidrati 6, beljakovine 2

Okusna enolončnica iz stročjega fižola

To vas bo zagotovo navdušilo!

Čas priprave: 10 minut.
Čas kuhanja: 35 minut.
Obroki: 8

Sestavine:

- 1 kilogram stročjega fižola, prerezanega na pol
- Sol in črni poper po okusu
- ½ skodelice mandljeve moke
- 2 žlici gheeja
- 8 unč sesekljanih gob
- 4 unče sesekljane čebule
- 2 šalotki, sesekljani
- 3 stroki česna, sesekljani
- ½ skodelice piščančje juhe
- ½ skodelice težke smetane
- ¼ skodelice naribanega parmezana
- Avokadovo olje za cvrtje

Naslovi:

1. V lonec damo malo vode, solimo, zavremo na zmernem ognju, dodamo stročji fižol, kuhamo 5 minut, prestavimo v skledo, polno ledene vode, ohladimo, dobro odcedimo in pustimo stati.
2. V skledi zmešajte šalotko s čebulo, mandljevo moko, soljo in poprom ter premešajte.
3. Na srednjem ognju segrejte ponev z malo avokadovega olja, dodajte mešanico čebule in šalotke, prepražite do zlate barve.
4. Prestavimo na papirnate brisače in odcedimo maščobo.
5. Isto ponev segrejte na zmernem ognju, dodajte ghee in stopite.
6. Dodamo česen in gobe, premešamo in kuhamo 5 minut.
7. Prilijemo juho in smetano, premešamo, zavremo in dušimo, dokler se ne zgosti.
8. Dodamo parmezan in stročji fižol, premešamo in odstavimo z ognja.
9. To mešanico prenesite v pekač, potresite s hrustljavo čebulno mešanico, postavite v pečico na 400 stopinj F in pecite 15 minut.
10. Postrežemo ga vroče.

Uživajte!

prehrana: kalorij 155, maščobe 11, vlaknine 6, ogljikovi hidrati 8, beljakovine 5

Jabolčna solata za preprosto kosilo

To ni samo keto! Je tudi zelo okusen!

Čas priprave: 10 minut.
Čas priprave: 0 minut.
Porcije: 4

Sestavine:

- 2 skodelici sesekljanih cvetov brokolija
- 2 unči sesekljanih pekanov
- 1 jabolko, izkoščičeno in naribano
- 1 mlada čebula, drobno sesekljana
- Sol in črni poper po okusu
- 2 čajni žlički makovih semen
- 1 čajna žlička jabolčnega kisa
- ¼ skodelice majoneze
- ½ čajne žličke limoninega soka
- ¼ skodelice smetane

Naslovi:

1. V skledi za solato zmešajte jabolko z brokolijem, kapesanto in orehi ter premešajte.
2. Dodamo mak, sol in poper ter nežno premešamo.

3. Majonezo v posodi zmešamo s smetano, kisom in limoninim sokom ter dobro premešamo.
4. Prelijemo čez solato, dobro premešamo in hladno postrežemo za kosilo!

Uživajte!

prehrana: kalorij 250, maščobe 23, vlaknine 4, ogljikovi hidrati 4, beljakovine 5

Brstični ohrovt gratiniran

To je ideja za gosto in okusno keto kosilo!

Čas priprave: 10 minut.

Čas kuhanja: 35 minut.

Porcije: 4

Sestavine:

- 2 unči sesekljane čebule
- 1 čajna žlička mletega česna
- 6 unč narezanega brstičnega ohrovta
- 2 žlici gheeja
- 1 žlica kokosovih aminokislin
- Sol in črni poper po okusu
- ½ čajne žličke tekočega dima

Za omako:

- 2,5 unč naribanega sira čedar
- Ščepec črnega popra
- 1 žlica gheeja
- ½ skodelice težke smetane
- ¼ čajne žličke kurkume
- ¼ čajne žličke paprike
- Ščepec ksantanskega gumija

Za svinjsko kožo:

- 3 žlice parmezana
- 0,5 unče chicharrones
- ½ čajne žličke sladke paprike

Naslovi:

1. Na močnem ognju segrejte ponev z 2 žlicama gheeja, dodajte brstični ohrovt, sol in poper, premešajte in kuhajte 3 minute.
2. Dodamo česen in čebulo, premešamo in kuhamo še 3 minute.
3. Dodajte tekoči dim in kokosove aminokisline, premešajte, odstavite z ognja in za trenutek odstavite.
4. Na srednjem ognju segrejte drugo ponev z 1 žlico gheeja, dodajte smetano in premešajte.
5. Dodamo sir, črni poper, kurkumo, papriko in ksantan gumi, premešamo in kuhamo, dokler se ponovno ne zgosti.
6. Dodamo mešanico brstičnega ohrovta, premešamo in razdelimo na ramekine.
7. V kuhinjskem robotu zmešajte parmezan s chicharrones in ½ čajne žličke paprike ter dobro premešajte.
8. Te drobtine razdelite v mešanico brstičnega ohrovta, pekače postavite v ogreto pečico na 375 stopinj F in pecite 20 minut.

9. Postrezite takoj.

Uživajte!

prehrana:kalorij 300, maščobe 20, vlaknine 6, ogljikovi hidrati 5, beljakovine 10

Preprosto kosilo s šparglji

Za pripravo tega preprostega in zelo okusnega keto kosila potrebujete le nekaj sestavin in nekaj minut vašega časa!

Čas priprave: 10 minut.
Čas priprave: 10 minut.
Porcije: 4

Sestavine:
- 2 rumenjaka
- Sol in črni poper po okusu
- ¼ skodelice gheeja
- 1 žlica limoninega soka
- Ščepec kajenskega popra
- 40 špargljev

Naslovi:
1. V posodi zelo dobro stepemo rumenjake.
2. Prestavimo ga v majhno ponev na majhen ogenj.
3. Dodajte limonin sok in dobro premešajte.
4. Dodajte ghee in mešajte, dokler se ne stopi.
5. Dodamo sol, poper in kajenski poper ter še enkrat dobro premešamo.

6. Medtem na srednji temperaturi segrejemo ponev, dodamo šparglje in jih pražimo 5 minut.
7. Šparglje razdelite na krožnike, pokapajte z omako, ki ste jo naredili, in postrezite.

Uživajte!

prehrana:kalorij 150, maščobe 13, vlaknine 6, ogljikovi hidrati 2, beljakovine 3

Preproste testenine s kozicami

Tako okusno je!

Čas priprave: 10 minut.
Čas priprave: 10 minut.
Porcije: 4

Sestavine:

- 12 unč rezancev iz angelskih las
- 2 žlici oljčnega olja
- Sol in črni poper po okusu
- 2 žlici gheeja
- 4 stroki česna, sesekljani
- 1 kg kozic, surovih, očiščenih in razrezanih
- Sok ½ limone
- ½ čajne žličke paprike
- Pest sesekljane bazilike

Naslovi:

1. V lonec pristavimo vodo, jo rahlo posolimo, zavremo, dodamo rezance, pustimo vreti 2 minuti, odcedimo in prestavimo v segreto ponev.

2. Rezance pražimo nekaj sekund, odstavimo z ognja in odstavimo.
3. Na zmernem ognju segrejemo ponev z gheejem in olivnim oljem, dodamo česen, premešamo in pražimo 1 minuto.
4. Dodamo kozico in limonin sok ter pražimo 3 minute na vsaki strani.
5. Dodamo rezance, sol, poper in papriko, premešamo, razdelimo v sklede in postrežemo s sesekljano baziliko.

Uživajte!

prehrana: kalorij 300, maščobe 20, vlaknine 6, ogljikovi hidrati 3, beljakovine 30

Čudovita mehiška enolončnica

Poskusite to ketogeno mehiško kosilo, ki vas bo zagotovo presenetilo!

Čas priprave: 10 minut.
Čas kuhanja: 35 minut.
Obroki: 6

Sestavine:

- 2 sesekljani papriki
- 2 jalapenosa, sesekljana
- 1 žlica oljčnega olja
- ¼ skodelice težke smetane
- 1 majhen česen, sesekljan
- Sol in črni poper po okusu
- 1 kg piščančjih nog brez kože, izkoščičenih in narezanih
- 1 skodelica rdeče enchilada omake
- 4 unče kremnega sira
- sprej za kuhanje
- 1 skodelica naribanega sira s papriko
- 2 žlici sesekljanega koriandra
- 2 tortilji

Naslovi:
1. Na srednjem ognju segrejte ponev z oljem, dodajte chipotle in jalapeño papriko, premešajte in kuhajte nekaj sekund.
2. Dodamo čebulo, premešamo in kuhamo 5 minut.
3. Dodajte kremni sir in smetano ter mešajte, dokler se sir ne stopi.
4. Dodajte piščanca, sol, poper in omako enchilada, dobro premešajte in odstavite z ognja.
5. Pekač premažemo s pršilom za kuhanje, na dno položimo tortilje, potresemo z mešanico piščanca in potresemo z naribanim sirom.
6. Pokrijte z aluminijasto folijo, postavite v ogreto pečico na 350 stopinj F in pecite 15 minut.
7. Odstranimo folijo in pečemo še 15 minut.
8. Po vrhu potresemo cilantro in postrežemo.

Uživajte!

prehrana: kalorij 240, maščobe 12, vlaknine 5, ogljikovi hidrati 5, beljakovine 20

Odlična nabodala s slanino in gobami

Za to preprosto in zelo okusno kosilo potrebujete le približno 20 minut!

Čas priprave: 10 minut.
Čas priprave: 20 minut.
Obroki: 6

Sestavine:

- 1 kilogram gobjih klobukov
- 6 trakov slanine
- Sol in črni poper po okusu
- ½ čajne žličke sladke paprike
- Nekaj sladkega mesquita

Naslovi:

1. Šampinjonove klobuke začinimo s soljo, poprom in papriko.
2. Na konce nabodal položite trak slanine.
3. Postavite gobovo kapico in razporedite slanino.
4. Ponavljajte, dokler ne dobite pletenice z gobami in slanino.
5. Ponovite s preostalimi gobami in trakovi slanine.

6. Začinimo s sladkim mesquitom, vsa nabodala položimo na segret kuhinjski žar na zmeren ogenj, kuhamo 10 minut, obrnemo in pečemo še 10 minut.
7. Razdelite na krožnike in postrezite za kosilo s solato! Uživajte!

prehrana:kalorij 110, maščobe 7, vlaknine 4, ogljikovi hidrati 2, beljakovine 10

preprosta paradižnikova juha

Za pripravo keto kosila potrebujete le 5 minut!

Čas priprave: 10 minut.
Čas priprave: 5 minut.
Porcije: 4

Sestavine:

- 1 liter konzervirane paradižnikove juhe
- 4 žlice gheeja
- ¼ skodelice olivnega olja
- ¼ skodelice rdeče pekoče omake
- 2 žlici jabolčnega kisa
- Sol in črni poper po okusu
- 1 čajna žlička posušenega origana
- 2 žlički kurkume, mlete
- 8 trakov slanine, kuhane in narezane
- Pest sesekljane čebule
- Pest sesekljanih listov bazilike

Naslovi:

1. Paradižnikovo juho damo v lonec in jo segrevamo na zmernem ognju.

2. Dodamo olivno olje, ghee, čatni, kis, sol, poper, kurkumo in origano, premešamo in kuhamo 5 minut.
3. Odstavite z ognja, juho razdelite v sklede, nanjo potresite nadrobljeno slanino, baziliko in mlado čebulo.

Uživajte!

prehrana:kalorij 400, maščobe 34, vlaknine 7, ogljikovi hidrati 10, beljakovine 12

Klobase zavite v slanino

Tako okusni so! To keto kosilo vam bo res všeč!

Čas priprave: 10 minut.
Čas priprave: 30 minut.
Porcije: 4

Sestavine:

- 8 trakov slanine
- 8 klobas
- 16 rezin sira s papriko
- Sol in črni poper po okusu
- Ščepec česna v prahu
- ½ čajne žličke sladke paprike
- 1 ščepec čebule v prahu

Naslovi:

1. Kuhinjski žar segrejemo na srednje močnem ognju, dodamo klobasice, jih na vsaki strani nekaj minut pražimo, prestavimo na krožnik in pustimo nekaj minut, da se ohladijo.

2. Na sredini vsake klobase zarežite zarezo, da naredite žepke, vsakega napolnite z 2 rezinama sira in začinite s soljo, poprom, papriko, čebulo in česnom v prahu.
3. Vsako nadevano klobaso zavijte v trak slanine, pritrdite z zobotrebci, položite na obložen pekač, postavite v ogreto pečico na 400 stopinj F in pecite 15 minut.
4. Postrezite toplo za kosilo!

Uživajte!

prehrana:kalorij 500, maščobe 37, vlaknine 12, ogljikovi hidrati 4, beljakovine 40

Jastogov biskvit za kosilo

Iščete poseben recept za keto kosilo? Poskusi to naprej!

Čas priprave: 10 minut.

Čas kuhanja: 1 ura.

Porcije: 4

Sestavine:

- 4 stroki česna, sesekljani
- 1 manjša glavica rdeče čebule, sesekljana
- 24 unč pripravljenih kosov jastoga
- Sol in črni poper po okusu
- ½ skodelice paradižnikove paste
- 2 korenčka, drobno sesekljana
- 4 stebla zelene, sesekljane
- 1 liter morske juhe
- 1 žlica oljčnega olja
- 1 skodelica težke smetane
- 3 lovorjev listi
- 1 čajna žlička posušenega timijana
- 1 čajna žlička popra v zrnu
- 1 čajna žlička paprike

- 1 čajna žlička ksantanskega gumija
- Pest sesekljanega peteršilja
- 1 žlica limoninega soka

Naslovi:
1. Na srednjem ognju segrejemo lonec z oljem, dodamo čebulo, premešamo in pražimo 4 minute.
2. Dodamo česen, premešamo in kuhamo še 1 minuto.
3. Dodamo zeleno in korenček, premešamo in kuhamo 1 minuto.
4. Dodajte paradižnikovo pasto in juho ter vse premešajte.
5. Dodamo lovorov list, sol, poper, poprova zrna, papriko, timijan in ksantan gumi, premešamo in kuhamo na srednjem ognju 1 uro.
6. Lovorjeve liste zavržemo, dodamo smetano in pustimo, da rahlo zavre.
7. Zmešajte s potopnim mešalnikom, dodajte koščke jastoga in kuhajte še nekaj minut.
8. Dodamo limonin sok, premešamo, razdelimo v posodice in po vrhu potresemo peteršilj.

Uživajte!

prehrana: kalorij 200, maščobe 12, vlaknine 7, ogljikovi hidrati 6, beljakovine 12

Preprosta halumi solata

Preprosto zberite vse sestavine, ki jih potrebujete, in uživajte v enem najboljših keto kosil!

Čas priprave: 10 minut.
Čas priprave: 10 minut.
Porcije: 1

Sestavine:

- 3 unče sira halloumi, narezanega
- 1 narezana kumara
- 1 unča sesekljanih orehov
- Malo olivnega olja
- Pest mlade rukole
- 5 češnjevih paradižnikov, prerezanih na pol
- Malo balzamičnega kisa
- Sol in črni poper po okusu

Naslovi:

1. Žar segrejemo na srednje visoko temperaturo, dodamo koščke halumija, pečemo 5 minut na vsaki strani in prestavimo na krožnik.

2. V skledi zmešamo paradižnik s kumarami, orehi in rukolo.
3. Na vrh dodamo koščke halumija, vse skupaj posolimo in popopramo, pokapljamo z oljem in kisom, premešamo in postrežemo.

Uživajte!

prehrana: kalorije 450, maščobe 43, vlaknine 5, ogljikovi hidrati 4, beljakovine 21

Enolončnica za kosilo

Tako je nasiten in okusen! Zaupajte nam!

Čas priprave: 10 minut.
Čas kuhanja: 3 ure in 30 minut
Obroki: 6

Sestavine:

- 8 narezanih paradižnikov
- 5 kilogramov goveje stegno
- 3 narezana korenja
- 8 strokov česna, sesekljanih
- 2 sesekljani čebuli
- 2 skodelici vode
- 1 liter piščančje juhe
- ¼ skodelice paradižnikove omake
- Sol in črni poper po okusu
- 2 žlici jabolčnega kisa
- 3 lovorjev listi
- 3 čajne žličke mlete rdeče paprike
- 2 čajni žlički posušenega peteršilja
- 2 čajni žlički posušene bazilike

- 2 čajni žlički česna v prahu
- 2 čajni žlički čebule v prahu
- Ščepec kajenskega popra

Naslovi:

1. Lonec segrejemo na srednji temperaturi, dodamo česen, korenček in čebulo, premešamo in pražimo nekaj minut.
2. Na srednjem ognju segrejemo ponev, dodamo govejo kračo, pražimo nekaj minut na vsaki strani in odstavimo z ognja.
3. Korenje, vodo in kis prilijemo juho in premešamo.
4. Dodajte paradižnik, paradižnikovo omako, sol, poper, kajenski poper, papriko, lovorjev list, baziliko, peteršilj, čebulo v prahu in česen v prahu ter premešajte.
5. Dodamo goveje sode, lonec pokrijemo, zavremo in kuhamo 3 ure.
6. Lovorjeve liste zavrzite, razdelite med sklede in postrezite.

Uživajte!

prehrana: kalorij 500, maščobe 22, vlaknine 4, ogljikovi hidrati 6, beljakovine 56

Piščanec in kozice

To je odlična kombinacija! Boste videli!

Čas priprave: 10 minut.
Čas priprave: 20 minut.
Porcije: 2

Sestavine:

- 20 kozic, surovih, olupljenih in razrezanih
- 2 piščančji prsi brez kože in kosti
- 2 pesti špinačnih listov
- ½ kilograma narezanih gob
- Sol in črni poper po okusu
- ¼ skodelice majoneze
- 2 žlici srirače
- 2 čajni žlički limoninega soka
- 1 žlica kokosovega olja
- ½ žličke mlete rdeče paprike
- 1 čajna žlička česna v prahu
- ½ čajne žličke paprike
- ¼ čajne žličke ksantanskega gumija
- 1 steblo mlade čebule, sesekljano

Naslovi:
1. Na srednjem ognju segrejte ponev z oljem, dodajte piščančje prsi, začinite s soljo, poprom, rdečo papriko in česnom v prahu, kuhajte 8 minut, obrnite in kuhajte še 6 minut.
2. Dodamo gobe, še solimo in popramo ter kuhamo nekaj minut.
3. Na zmernem ognju segrejte drugo ponev, dodajte kozico, sriračo, papriko, ksantan in majonezo, premešajte in kuhajte, dokler kozica ne postane zlato rjava.
4. Odstavite z ognja, dodajte limonin sok in vse premešajte.
5. Špinačo razdelite na krožnike, razdelite piščanca in gobe, prelijte z mešanico kozic, okrasite s česmi in postrezite.

Uživajte!

prehrana: kalorij 500, maščobe 34, vlaknine 10, ogljikovi hidrati 3, beljakovine 40

Zelena juha

To je preprosto neverjetno!

Čas priprave: 10 minut.
Čas kuhanja: 13 minut.
Obroki: 6

Sestavine:

- 1 glavica cvetače, cvetovi ločeni
- 1 glavica česna, drobno sesekljana
- 1 lovorjev list, zmlet
- 2 stroka česna, sesekljana
- 5 unč vodne kreše
- 7 unč listov špinače
- 1 liter zelenjavne juhe
- 1 skodelica kokosovega mleka
- Sol in črni poper po okusu
- ¼ skodelice gheeja
- Pest peteršilja, za serviranje

Naslovi:

1. Na srednji temperaturi segrejemo lonec gheeja, dodamo česen in čebulo, premešamo in pražimo 4 minute.
2. Dodamo cvetačo in lovorov list, premešamo in kuhamo 5 minut.
3. Dodamo vodno krešo in špinačo, premešamo in kuhamo 3 minute.
4. Dodamo juho, sol in poper, premešamo in pustimo, da zavre.
5. Dodamo kokosovo mleko, premešamo, odstavimo z ognja in zmešamo z mešalnikom.
6. Razdelite v sklede in takoj postrezite.

Uživajte!

prehrana:kalorij 230, maščobe 34, vlaknine 3, ogljikovi hidrati 5, beljakovine 7

Caprese solata

To je dobro znano po vsem svetu, toda ali ste vedeli, da se lahko uporablja pri ketogeni dieti?

Čas priprave: 5 minut.
Čas priprave: 0 minut.
Porcije: 2

Sestavine:

- ½ kg narezanega mocarele
- 1 narezan paradižnik
- Sol in črni poper po okusu
- 4 listi bazilike, sesekljani
- 1 žlica balzamičnega kisa
- 1 žlica oljčnega olja

Naslovi:

1. Na 2 krožnika izmenično položite rezine paradižnika in mocarele.
2. Pokapljamo s soljo, poprom, kisom in oljčnim oljem.
3. Na koncu potresemo z lističi bazilike in postrežemo.

Uživajte!

prehrana:kalorij 150, maščobe 12, vlaknine 5, ogljikovi hidrati 6, beljakovine 9

lososova juha

Tako je kremasto!

Čas priprave: 10 minut.

Čas priprave: 25 minut.

Porcije: 4

Sestavine:

- Narežemo in narežemo 4 por
- Sol in črni poper po okusu
- 2 žlici avokadovega olja
- 2 stroka česna, sesekljana
- 6 skodelic piščančje juhe
- 1 kilogram lososa, narezanega na majhne koščke
- 2 čajni žlički posušenega timijana
- 1 in ¾ skodelice kokosovega mleka

Naslovi:

1. Na srednji temperaturi segrejemo lonec z oljem, dodamo por in česen, premešamo in kuhamo 5 minut.
2. Dodamo timijan, osnovo, sol in poper, premešamo in dušimo 15 minut.
3. Dodamo kokosovo mleko in lososa, premešamo in ponovno zavremo.

4. Razdelite v sklede in takoj postrezite.

Uživajte!

prehrana:kalorij 270, maščobe 12, vlaknine 3, ogljikovi hidrati 5, beljakovine 32

Neverjetna obloga juha

Če ste na ketogeni dieti, morate vsekakor poskusiti to idejo za kosilo!

Čas priprave: 10 minut.
Čas priprave: 30 minut.
Porcije: 4

Sestavine:

- 1 sesekljana rumena čebula
- 1 kg narezanega korenja
- 1 žlica kokosovega olja
- Sol in črni poper po okusu
- 2 žlici mletega ingverja
- 1 skodelica vode
- 1 kg podloge, narezane na srednje kose
- 12 skodelic piščančje juhe

Naslovi:

1. Na srednjem ognju segrejte lonec z oljem, dodajte čebulo, premešajte in pražite 6 minut.
2. Dodamo ingver, korenček, vodo in osnovo, premešamo in zavremo, zmanjšamo ogenj in pustimo vreti 20 minut.

3. Juho zmiksajte s potopnim mešalnikom, začinite s soljo in poprom ter dodajte koščke nadeva.
4. Rahlo premešamo in juho kuhamo še 5 minut.
5. Razdelimo v sklede in postrežemo.

Uživajte!

prehrana:kalorij 140, maščobe 6, vlaknine 1, ogljikovi hidrati 4, beljakovine 14

Recepti za keto priloge

navaden kimči

Postrezite to z zrezkom!

Čas priprave: 1 ura in 10 minut
Čas priprave: 0 minut.
Obroki: 6

Sestavine:
- 3 žlice soli
- 1 kilogram narezanega zelja
- 1 julien korenček
- ½ skodelice redkvice daikon
- 3 stebla mlade čebule, sesekljane
- 1 žlica ribje omake
- 3 žlice čilijevih kosmičev
- 3 stroki česna, sesekljani
- 1 žlica sezamovega olja
- ½ palca ingverja, naribanega

Naslovi:
1. V skledi zmešajte zelje s soljo, dobro masirajte 10 minut, pokrijte in pustite stati 1 uro.

2. Čilijeve kosmiče zmešajte z ribjo omako, česnom, sezamovim oljem in ingverjem v skledi ter dobro premešajte.
3. Ohrovt dobro odcedimo, splaknemo s hladno vodo in preložimo v skledo.
4. Dodamo korenček, mlado čebulo, redkvico in čilijevo pasto ter vse premešamo.
5. Pustite na hladnem in temnem mestu vsaj 2 dni, preden postrežete kot prilogo k keto zrezkom.

Uživajte!

prehrana:kalorij 60, maščobe 3, vlaknine 2, ogljikovi hidrati 5, beljakovine 1

Okusna priloga k stročjemu fižolu

Zagotovo vam bo všeč ta odlična priloga!

Čas priprave: 10 minut.
Čas priprave: 10 minut.
Porcije: 4

Sestavine:

- 2/3 skodelice naribanega parmezana
- 1 jajce
- 12 unč zelenega fižola
- Sol in črni poper po okusu
- ½ čajne žličke česna v prahu
- ¼ čajne žličke paprike

Naslovi:

1. V skledi zmešamo parmezan s soljo, poprom, česnom v prahu in papriko ter premešamo.
2. V drugi skledi stepemo jajce s soljo in poprom.
3. Stročji fižol potopite v jajce in nato v mešanico parmezana.
4. Stročji fižol položite na obložen pekač, postavite v pečico na 400 stopinj F za 10 minut.

5. Postrezite vroče kot prilogo.

Uživajte!

prehrana: kalorij 114, maščobe 5, vlaknine 7, ogljikovi hidrati 3, beljakovine 9

Preprosta cvetačna kaša

Ta preprosti keto pire se odlično poda k mesni jedi!

Čas priprave: 10 minut.
Čas priprave: 10 minut.
Porcije: 2

Sestavine:

- ¼ skodelice smetane
- 1 manjša glavica cvetače, ločeni cvetovi
- Sol in črni poper po okusu
- 2 žlici feta sira, nadrobljenega
- 2 žlici izkoščičenih in narezanih črnih oliv

Naslovi:

1. V lonec pristavimo vodo, jo malo posolimo, na srednjem ognju zavremo, dodamo cvetove, pustimo vreti 10 minut, odstavimo z ognja in odcedimo.
2. Cvetačo vrnite v lonec, dodajte sol in črni poper po okusu ter smetano in zmešajte s potopnim mešalnikom.
3. Dodamo črne olive in feta sir, premešamo in postrežemo kot prilogo.

Uživajte!

prehrana:kalorij 100, maščobe 4, vlaknine 2, ogljikovi hidrati 3, beljakovine 2

Okusne gobe Portobello

Ti so preprosto najboljši! To je odlična keto priloga!

Čas priprave: 10 minut.
Čas priprave: 10 minut.
Porcije: 4

Sestavine:

- 12 unč gob Portobello, narezanih
- Sol in črni poper po okusu
- ½ čajne žličke posušene bazilike
- 2 žlici oljčnega olja
- ½ čajne žličke posušenega pehtrana
- ½ čajne žličke posušenega rožmarina
- ½ čajne žličke posušenega timijana
- 2 žlici balzamičnega kisa

Naslovi:

1. V skledi zmešamo olje s kisom, soljo, poprom, rožmarinom, pehtranom, baziliko in timijanom ter dobro premešamo.
2. Dodamo rezine šampinjonov, premešamo, da se dobro zabelijo, postavimo na segret žar na srednji ogenj,

pečemo 5 minut na vsaki strani in postrežemo kot keto prilogo.

Uživajte!

prehrana: kalorij 80, maščobe 4, vlaknine 4, ogljikovi hidrati 2, beljakovine 4

Okras iz brstičnega ohrovta

To je priloga v azijskem slogu, ki jo morate poskusiti!

Čas priprave: 10 minut.
Čas priprave: 10 minut.
Porcije: 4

Sestavine:

- 1 funt brstičnega ohrovta, narezanega in prepolovljenega
- Sol in črni poper po okusu
- 1 čajna žlička sezama
- 1 žlica sesekljane mlade čebule
- 1 in pol čajne žličke zlatega sukrin sirupa
- 1 žlica kokosovih aminokislin
- 2 žlici sezamovega olja
- 1 žlica sriracha

Naslovi:

1. V skledi zmešajte sezamovo olje s kokosovimi aminokislinami, siračo, sirupom, soljo in črnim poprom ter dobro premešajte.

2. Na srednjem ognju segrejemo ponev, dodamo brstični ohrovt in ga na vsaki strani pražimo 5 minut.

3. Dodamo mešanico sezamovega olja, premešamo, potresemo s sezamom in zeleno čebulo, ponovno premešamo in postrežemo kot prilogo.

Uživajte!

prehrana: kalorij 110, maščobe 4, vlaknine 4, ogljikovi hidrati 6, beljakovine 4

Okusen pesto

Ta keto pesto lahko postrežete z okusno jedjo s piščancem!

Čas priprave: 10 minut.

Čas priprave: 0 minut.

Porcije: 4

Sestavine:

- ½ skodelice oljčnega olja
- 2 skodelici bazilike
- 1/3 skodelice pinjol
- 1/3 skodelice naribanega parmezana
- 2 stroka česna, sesekljana
- Sol in črni poper po okusu

Naslovi:

1. Baziliko damo v sekljalnik, dodamo pinjole in česen ter dobro premešamo.
2. Postopoma dodajamo parmezan, sol, poper in olje ter ponovno mešamo, dokler ne dobimo paste.
3. Postreže se s piščancem!

Uživajte!

prehrana:kalorij 100, maščobe 7, vlaknine 3, ogljikovi hidrati 1, beljakovine 5

Brstični ohrovt in slanina

Odslej vam bo brstični ohrovt všeč!

Čas priprave: 10 minut.
Čas priprave: 30 minut.
Porcije: 4

Sestavine:

- 8 trakov slanine, sesekljane
- 1 funt brstičnega ohrovta, narezanega in prepolovljenega
- Sol in črni poper po okusu
- Ščepec kumine, zmlete
- Ščepec mlete rdeče paprike
- 2 žlici ekstra deviškega oljčnega olja

Naslovi:

1. Brstični ohrovt v posodi zmešamo s soljo, poprom, kumino, rdečo papriko in oljem ter premešamo.
2. Brstični ohrovt razporedite po obloženem pekaču, postavite v ogreto pečico na 375 stopinj F in pecite 30 minut.

3. Medtem na zmernem ognju segrejemo ponev, dodamo koščke slanine in hrustljavo zapečemo.
4. Popečen brstični ohrovt razporedimo po krožnikih, potresemo s slanino in takoj postrežemo kot prilogo.

Uživajte!

prehrana: kalorij 256, maščobe 20, vlaknine 6, ogljikovi hidrati 5, beljakovine 15

Okusna priloga s špinačo

To je zelo kremasto in okusno!

Čas priprave: 10 minut.
Čas priprave: 15 minut.
Porcije: 2

Sestavine:
- 2 stroka česna, sesekljana
- 8 unč listov špinače
- Malo olivnega olja
- Sol in črni poper po okusu
- 4 žlice kisle smetane
- 1 žlica gheeja
- 2 žlici naribanega parmezana

Naslovi:
1. Na zmernem ognju segrejemo ponev z oljem, dodamo špinačo, premešamo in kuhamo, dokler ne oveni.
2. Dodamo sol, poper, ghee, parmezan in ghee, premešamo in kuhamo 4 minute.
3. Dodamo smetano, premešamo in kuhamo še 5 minut.
4. Razdelimo po krožnikih in postrežemo kot prilogo.

Uživajte!

prehrana:kalorije 133, maščobe 10, vlaknine 4, ogljikovi hidrati 4, beljakovine 2

Odličen avokadov krompirček

Poskusite jih kot prilogo k okusnemu zrezku!

Čas priprave: 10 minut.
Čas priprave: 5 minut.
Porcije: 3

Sestavine:

- 3 avokade, razkoščičene, olupljene, razpolovljene in narezane
- 1 in pol skodelice sončničnega olja
- 1 in pol skodelice mandljeve moke
- Ščepec kajenskega popra
- Sol in črni poper po okusu

Naslovi:

1. V skledi zmešajte mandljevo moko s soljo, poprom in kajenskim pekom ter premešajte.
2. V drugi skledi stepemo jajca s ščepcem soli in popra.
3. Koščke avokada potopite v jajce in nato v mešanico mandljeve moke.
4. Na srednjem ognju segrejte ponev z oljem, dodajte krompirček avokada in kuhajte, dokler ne porjavi.

5. Prenesite na papirnate brisače, odcedite maščobo in razdelite na krožnike.
6. Postrezite kot prilogo.

Uživajte!

prehrana:kalorije 450, maščobe 43, vlaknine 4, ogljikovi hidrati 7, beljakovine 17

Preprosto pečena cvetača

Tako okusna je in tako enostavna za pripravo doma! To je odlična keto priloga!

Čas priprave: 10 minut.
Čas priprave: 25 minut.
Obroki: 6

Sestavine:

- 1 glavica cvetače, cvetovi ločeni
- Sol in črni poper po okusu
- 1/3 skodelice naribanega parmezana
- 1 žlica sesekljanega peteršilja
- 3 žlice oljčnega olja
- 2 žlici ekstra deviškega oljčnega olja

Naslovi:

1. V posodi zmešamo olje s česnom, soljo, poprom in cvetki cvetače.
2. Pretresite, da se dobro prekrije, razporedite po obloženem pekaču, postavite v ogreto pečico na 450 stopinj F in pecite 25 minut, na polovici premešajte.

3. Dodamo parmezan in peteršilj, premešamo in kuhamo še 5 minut.
4. Razdelite na krožnike in postrezite kot keto prilogo. Uživajte!

prehrana: kalorij 118, maščobe 2, vlaknine 3, ogljikovi hidrati 1, beljakovine 6

Okras iz gob in špinače

To je keto priloga v italijanskem slogu, ki jo je vredno čim prej poskusiti!

Čas priprave: 10 minut.
Čas priprave: 10 minut.
Porcije: 4

Sestavine:

- 10 unč sesekljanih listov špinače
- Sol in črni poper po okusu
- 14 unč sesekljanih gob
- 2 stroka česna, sesekljana
- Pest sesekljanega peteršilja
- 1 sesekljana rumena čebula
- 4 žlice oljčnega olja
- 2 žlici balzamičnega kisa

Naslovi:

1. Na srednjem ognju segrejemo ponev z oljem, dodamo česen in čebulo, premešamo in pražimo 4 minute.
2. Dodamo gobe, premešamo in kuhamo še 3 minute.
3. Dodamo špinačo, premešamo in kuhamo 3 minute.

4. Dodamo kis, sol in poper, premešamo in kuhamo še 1 minuto.
5. Dodamo peteršilj, premešamo, razdelimo na krožnike in vroče postrežemo kot prilogo.

Uživajte!

prehrana: kalorij 200, maščobe 4, vlaknine 6, ogljikovi hidrati 2, beljakovine 12

Okusen paradižnik in okra

To je zelo preprosto in lahko narediti! To je ena najboljših keto zabav doslej!

Čas priprave: 10 minut.
Čas priprave: 10 minut.
Obroki: 6

Sestavine:

- 14 unč dušenih paradižnikov, narezanih
- Sol in črni poper po okusu
- 2 stebli zelene, sesekljani
- 1 sesekljana rumena čebula
- 1 kilogram narezanih okra
- 2 rezini slanine, sesekljani
- 1 majhna zelena paprika, sesekljana

Naslovi:

1. Na srednjem ognju segrejemo ponev, dodamo slanino, premešamo, pražimo nekaj minut, preložimo na papirnate brisače in zaenkrat pustimo na strani.

2. Ponovno segrejte ponev na srednji temperaturi, dodajte okra, poper, čebulo in zeleno, premešajte in kuhajte 2 minuti.
3. Dodamo paradižnik, sol in poper, premešamo in kuhamo 3 minute.
4. Razdelimo po krožnikih, okrasimo s hrustljavo slanino in postrežemo.

Uživajte!

prehrana:kalorij 100, maščobe 2, vlaknine 3, ogljikovi hidrati 2, beljakovine 6

Čudovit grah in meta

Ta priloga ni samo keto-prijazna! Prav tako je enostavno in hitro!

Čas priprave: 10 minut.
Čas priprave: 5 minut.
Porcije: 4

Sestavine:

- ¾ kilograma narezanega sladkornega graha
- Sol in črni poper po okusu
- 1 žlica sesekljanih listov mete
- 2 žlički oljčnega olja
- 3 zelene čebule, sesekljane
- 1 strok česna, mlet

Naslovi:

1. Na srednjem ognju segrejte ponev z oljem.
2. Dodamo grah, sol, poper, drobnjak, česen in meto.
3. Vse skupaj premešamo, kuhamo 5 minut, razdelimo na krožnike in postrežemo kot prilogo k svinjski pečenki.

Uživajte!

prehrana:kalorij 70, maščobe 1, vlaknine 1, ogljikovi hidrati 0,4, beljakovine 6

Okrasite z zelenjem

To je neverjetno neverjetno!

Čas priprave: 10 minut.
Čas kuhanja: 2 uri in 15 minut
Obroki: 10

Sestavine:

- 5 snopov sesekljanih zeljnih listov
- Sol in črni poper po okusu
- 1 žlica mlete rdeče paprike
- 5 skodelic piščančje juhe
- 1 puranji krač
- 2 žlici mletega česna
- ¼ skodelice olivnega olja

Naslovi:

1. Na srednjem ognju segrejte lonec z oljem, dodajte česen, premešajte in kuhajte 1 minuto.
2. Dodamo osnovo, sol, poper in puranje bedre, premešamo, pokrijemo in dušimo 30 minut.
3. Dodamo ohrovtove liste, ponev ponovno pokrijemo in kuhamo še 45 minut.

4. Ogenj zmanjšamo na srednje, dodamo še sol in poper, premešamo in kuhamo 1 uro.
5. Zelenjavo odcedimo, potresemo z lističi rdeče paprike, premešamo, razdelimo na krožnike in ponudimo kot prilogo.

Uživajte!

prehrana:kalorije 143, maščobe 3, vlaknine 4, ogljikovi hidrati 3, beljakovine 6

Okras iz jajčevcev in paradižnika

To je keto priloga, ki jo boste pripravljali znova in znova!

Čas priprave: 10 minut.
Čas priprave: 15 minut.
Porcije: 4

Sestavine:

- 1 narezan paradižnik
- 1 jajčevec, narezan na tanke rezine
- Sol in črni poper po okusu
- ¼ skodelice naribanega parmezana
- Malo olivnega olja

Naslovi:

1. Rezine jajčevca razporedimo po obloženem pladnju, pokapljamo z malo olja in potresemo s polovico parmezana.
2. Rezine jajčevca obložimo z rezinami paradižnika, po okusu začinimo s soljo in poprom ter po vrhu potresemo preostanek sira.
3. Postavite v pečico na 400 stopinj F in pecite 15 minut.

4. Razdelimo po krožnikih in vroče postrežemo kot prilogo.

Uživajte!

prehrana:kalorije 55, maščobe 1, vlaknine 1, ogljikovi hidrati 0,5, beljakovine 7

Brokoli z limono in mandljevim maslom

Ta priloga je kot nalašč za zrezek na žaru!

Čas priprave: 10 minut.
Čas priprave: 10 minut.
Porcije: 4

Sestavine:

- 1 glavica brokolija, cvetki ločeni
- Sol in črni poper po okusu
- ¼ skodelice blanširanih mandljev
- 1 čajna žlička limonine lupinice
- ¼ skodelice stopljenega kokosovega masla
- 2 žlici limoninega soka

Naslovi:

1. V lonec damo vodo, jo solimo in pustimo vreti na srednjem ognju.
2. Cvetove brokolija položite v košaro za kuhanje na pari, postavite v lonec, pokrijte in kuhajte na pari 8 minut.
3. Odcedimo in prestavimo v skledo.

4. Na srednjem ognju segrejte ponev s kokosovim maslom, dodajte limonin sok, limonino lupinico in mandlje, premešajte in odstavite z ognja.
5. Dodajte brokoli, premešajte, razdelite na krožnike in postrezite kot keto prilogo.

Uživajte!

prehrana: kalorije 170, maščobe 15, vlaknine 4, ogljikovi hidrati 4, beljakovine 4

Navaden dušen brokoli

Postrezite z ocvrtim piščancem ali ribami!

Čas priprave: 10 minut.
Čas priprave: 22 minut.
Porcije: 4

Sestavine:

- 5 žlic oljčnega olja
- 1 strok česna, mlet
- 1 kilogram cvetov brokolija
- 1 žlica naribanega parmezana
- Sol in črni poper po okusu

Naslovi:

1. V lonec pristavimo vodo, posolimo, na zmernem ognju zavremo, dodamo brokoli, kuhamo 5 minut in odcedimo.
2. Na srednjem ognju segrejte ponev z oljem, dodajte česen, premešajte in kuhajte 2 minuti.
3. Dodamo brokoli, premešamo in kuhamo 15 minut.
4. Odstavimo z ognja, potresemo s parmezanom, razdelimo na krožnike in postrežemo.

Uživajte!

prehrana:kalorije 193, maščobe 14, vlaknine 3, ogljikovi hidrati 6, beljakovine 5

Rahlo prepražena čebula

Ta keto priloga je popolna za zrezek!

Čas priprave: 10 minut.
Čas kuhanja: 1 ura.
Porcije: 4

Sestavine:

- ½ skodelice gheeja
- 4 čebule
- 4 kocke piščančje juhe
- Sol in črni poper

Pristop:

1. Čebuli odrežemo vrh, na sredini naredimo vdolbino, v katero vdolbimo ghee in piščančje jušne kocke ter začinimo s soljo in poprom.
2. Čebulo zavijemo v aluminijasto folijo, položimo na segret kuhinjski žar in pečemo 1 uro.
3. Čebulo odvijemo, narežemo na večje, naložimo na krožnike in postrežemo kot prilogo.

Uživajte!

prehrana:kalorije 135, maščobe 11, vlaknine 4, ogljikovi hidrati 6, beljakovine 3

Kuhane bučke

Postrezite jih s piščancem in uživajte v popolnem obroku!

Čas priprave: 10 minut.
Čas priprave: 15 minut.
Obroki: 6

Sestavine:

- 1 rdeča čebula, sesekljana
- 1 sesekljan paradižnik
- 1/2 kg narezanih paradižnikov
- Sol in črni poper po okusu
- 1 strok česna, mlet
- 1 strok česna, mlet
- 1 čajna žlička italijanskih začimb
- 4 bučke narezane na rezine

Naslovi:

1. Na srednjem ognju segrejemo ponev z oljem, dodamo čebulo, sol in poper, premešamo in kuhamo 2 minuti.
2. Dodamo gobe in bučke, premešamo in kuhamo 5 minut.
3. Dodamo česen, paradižnik in italijanske začimbe, premešamo in kuhamo še 6 minut.

4. Odstavimo z ognja, razdelimo na krožnike in ponudimo kot prilogo.

Uživajte!

prehrana:kalorij 70, maščobe 3, vlaknine 2, ogljikovi hidrati 6, beljakovine 4

Okusni ocvrti švicarski smog

To keto prilogo morate poskusiti! Odlično se poda k mesu na žaru!

Čas priprave: 10 minut.
Čas priprave: 10 minut.
Porcije: 2

Sestavine:

- 2 žlici gheeja
- 4 rezine slanine, sesekljane
- 1 šopek narezane blitve
- ½ čajne žličke česnove paste
- 3 žlice limoninega soka
- Sol in črni poper po okusu

Naslovi:

1. Na srednjem ognju segrejemo ponev, dodamo koščke slanine in kuhamo toliko časa, da postanejo hrustljavi.
2. Dodajte ghee in mešajte, dokler se ne stopi.
3. Dodajte česnovo pasto in limonin sok, premešajte in kuhajte 1 minuto.
4. Dodamo blitvo, premešamo in kuhamo 4 minute.

5. Začinite s soljo in poprom po okusu, premešajte, razdelite na krožnike in postrezite kot keto prilogo. Uživajte!

prehrana:kalorij 300, maščobe 32, vlaknine 7, ogljikovi hidrati 6, beljakovine 8

Slastna gobova solata

To je res okusno in enostavno za narediti!

Čas priprave: 10 minut.

Čas priprave: 10 minut.

Porcije: 4

Sestavine:

- 2 žlici gheeja
- 1 kg narezanih gob cremini
- 4 žlice ekstra deviškega oljčnega olja
- Sol in črni poper po okusu
- 4 šopki rukole
- 8 rezin pršuta
- 2 žlici jabolčnega kisa
- 8 posušenih paradižnikov v olju, odcejenih in narezanih
- Malo parmezana
- Nekaj sesekljanih listov peteršilja

Naslovi:

1. Na srednjem ognju segrejte ponev z gheejem in polovico olja.

2. Dodamo gobe, solimo in popramo, premešamo in kuhamo 3 minute.
3. Ogenj zmanjšamo, ponovno premešamo in kuhamo še 3 minute.
4. Dodamo preostalo olje in kis, premešamo in kuhamo še 1 minuto.
5. Rukolo naložimo na servirni pladenj, dodamo pršut, dodamo gobovo mešanico, posušene paradižnike, še sol in poper, parmezan in nariban peteršilj ter postrežemo.

Uživajte!

prehrana:kalorij 160, maščobe 4, vlaknine 2, ogljikovi hidrati 2, beljakovine 6

Grška solata

Pripravite se na fantastično kombinacijo sestavin! Takoj poskusite to čudovito solato!

Čas priprave: 10 minut.
Čas priprave: 7 minut.
Obroki: 6

Sestavine:

- ½ kilograma narezanih gob
- 1 žlica ekstra deviškega oljčnega olja
- 3 stroki česna, sesekljani
- 1 čajna žlička posušene bazilike
- Sol in črni poper po okusu
- 1 paradižnik, narezan na kocke
- 3 žlice limoninega soka
- ½ skodelice vode
- 1 žlica sesekljanega koriandra

Naslovi:

1. Na srednjem ognju segrejte ponev z oljem, dodajte gobe, premešajte in kuhajte 3 minute.

2. Dodamo baziliko in česen, premešamo in kuhamo še 1 minuto.
3. Dodamo vodo, sol, poper, paradižnik in limonin sok, premešamo in kuhamo še nekaj minut.
4. Odstavimo z ognja, prestavimo v skledo, ohladimo, potresemo s koriandrom in postrežemo.

Uživajte!

prehrana:kalorij 200, maščobe 2, vlaknine 2, ogljikovi hidrati 1, beljakovine 10

kečap

To je popolna, enostavnejša keto priloga!

Čas priprave: 2 uri.
Čas priprave: 0 minut.
Porcije: 5

Sestavine:

- 3 rumene paradižnike, izkoščičite in nasekljajte
- 1 rdeč paradižnik, izkoščičen in narezan
- Sol in črni poper po okusu
- 1 skodelica lubenice, brez semen in narezana
- 1/3 skodelice drobno sesekljane rdeče čebule
- 1 mango, olupljen, brez semen in narezan
- 2 jalapeno papriki, drobno sesekljani
- ¼ skodelice drobno sesekljanega cilantra
- 3 žlice limoninega soka
- 2 čajni žlički medu

Naslovi:

1. V skledo premešajte rumene in rdeče paradižnike z mangom, lubenico, čebulo in jalapeňom.

2. Dodamo koriander, limonin sok, sol, poper po okusu in med ter dobro premešamo.
3. Posodo pokrijemo, ohladimo za 2 uri in ponudimo kot keto prilogo.

Uživajte!

prehrana:kalorij 80, maščobe 1, vlaknine 2, ogljikovi hidrati 1, beljakovine 4

Poletna solata

To bo najboljša poletna solata!

Čas priprave: 10 minut.
Čas priprave: 5 minut.
Obroki: 6

Sestavine:

- ½ skodelice ekstra deviškega oljčnega olja
- 1 sesekljana kumara
- 2 bageti, narezani na majhne kocke
- 2 litra obarvanih češnjevih paradižnikov, prerezanih na pol
- Sol in črni poper po okusu
- 1 rdeča čebula, sesekljana
- 3 žlice balzamičnega kisa
- 1 strok česna, mlet
- 1 šopek sesekljane bazilike

Naslovi:

1. Kruhove kocke v skledi prelijemo s polovico olja in pustimo, da se prekrijejo.

2. Ponev segrejemo na srednji temperaturi, dodamo kruh, premešamo, pražimo 10 minut, odstavimo z ognja, odcedimo in pustimo stati.
3. V posodi zmešamo kis s soljo, poprom in preostalim oljem ter dobro premešamo.
4. V solatni skledi zmešamo kumare s paradižnikom, čebulo, česnom in kruhom.
5. Dodajte vinaigrette preliv, premešajte, potresite z baziliko, po potrebi dodajte še sol in poper, premešajte in postrezite.

Uživajte!

prehrana: kalorij 90, maščobe 0, vlaknine 2, ogljikovi hidrati 2, beljakovine 4

Paradižnik in Bocconcini

Ta solata se odlično poda k zrezkom na žaru!

Čas priprave: 6 minut.

Čas priprave: 0 minut.

Porcije: 4

Sestavine:

- 20 unč paradižnika, narezanega
- 2 žlici ekstra deviškega oljčnega olja
- 1 in pol žličke balzamičnega kisa
- 1 čajna žlička stevije
- 1 strok česna, drobno sesekljan
- 8 unč baby bocconcini, odcejeni in zdrobljeni
- 1 skodelica sesekljanih listov bazilike
- Sol in črni poper po okusu

Naslovi:

1. V posodi zmešajte stevio s kisom, česnom, oljem, soljo in poprom ter dobro premešajte.
2. V skledo za solato stresite bocconcini s paradižnikom in baziliko.

3. Dodajte preliv, premešajte in takoj postrezite kot keto prilogo.

Uživajte!

prehrana:kalorij 100, maščobe 2, vlaknine 2, ogljikovi hidrati 1, beljakovine 9

Solata iz kumar in datljev

To je zelo zdrava keto solata! Poskusite in uživajte v njegovem okusu!

Čas priprave: 10 minut.
Čas priprave: 0 minut.
Porcije: 4

Sestavine:

- 2 angleški kumari, sesekljani
- 8 datljev, izkoščičenih in narezanih
- ¾ skodelice na tanko narezanega koromača
- 2 žlici drobno sesekljanega drobnjaka
- ½ skodelice sesekljanih orehov
- 2 žlici limoninega soka
- 4 žlice sadnega oljčnega olja
- Sol in črni poper po okusu

Naslovi:

1. Koščke kumar položimo na papirnato brisačo, dobro potlačimo in prestavimo v solatno skledo.
2. Malo pretlačimo z vilicami.

3. Dodamo datlje, koromač, drobnjak in orehe ter nežno premešamo.
4. Dodamo sol, poper po okusu, limonin sok in olje, premešamo in takoj postrežemo.

Uživajte!

prehrana: kalorij 80, maščobe 0,2, vlaknine 1, ogljikovi hidrati 0,4, beljakovine 5

Preprosta solata iz jajčevcev

Odlična ideja za enostavno keto prilogo!

Čas priprave: 10 minut.

Čas priprave: 10 minut.

Porcije: 4

Sestavine:

- 1 jajčevec narezan na rezine
- 1 glavica rdeče čebule narezana na rezine
- Malo repičnega olja
- 1 avokado, izkoščičen in narezan
- 1 čajna žlička gorčice
- 1 žlica balzamičnega kisa
- 1 žlica sveže sesekljanega origana
- Malo olivnega olja
- Sol in črni poper po okusu
- Lupina 1 limone
- Nekaj vejic sesekljanega peteršilja za serviranje

Naslovi:

1. Rezine rdeče čebule in rezine jajčevca premažite z malo olja oljne repice, položite na segret žar in pecite do mehkega.
2. Preložimo jih na desko za rezanje, pustimo, da se ohladijo, nasekljamo in položimo v skledo.
3. Dodamo avokado in nežno premešamo.
4. V posodi zmešamo kis z gorčico, origanom, olivnim oljem, soljo in poprom po okusu.
5. To dodajte mešanici jajčevcev, avokada in čebule, premešajte, potresite z limonino lupinico in peteršiljem ter postrezite.

Uživajte!

prehrana: kalorij 120, maščobe 3, vlaknine 2, ogljikovi hidrati 1, beljakovine 8

Posebna solata

Ta solata v italijanskem slogu nam je naravnost všeč!

Čas priprave: 2 uri in 10 minut
Čas kuhanja: 1 ura in 30 minut
Obroki: 12

Sestavine:

- 1 strok česna
- 6 jajčevcev
- 1 čajna žlička posušenega peteršilja
- 1 čajna žlička posušenega origana
- ¼ čajne žličke posušene bazilike
- 3 žlice ekstra deviškega oljčnega olja
- 2 žlici stevije
- 1 žlica balzamičnega kisa
- Sol in črni poper po okusu

Naslovi:

1. Jajčevce prebodemo z vilicami, položimo na pekač, postavimo v pečico na 350 stopinj F, pečemo 1 uro in 30 minut, vzamemo iz pečice, pustimo, da se ohladijo, olupimo, nasekljamo in prestavimo v skledo solate.

2. Dodamo česen, olje, peteršilj, stevio, origano, baziliko, sol in poper po okusu, premešamo, pustimo v hladilniku 2 uri, nato postrežemo.

Uživajte!

prehrana: kalorij 150, maščobe 1, vlaknine 2, ogljikovi hidrati 1, beljakovine 8

Posebna solata endivije in vodne kreše

To je tako sveža priloga za keto zrezek na žaru!

Čas priprave: 10 minut.

Čas priprave: 5 minut.

Porcije: 4

Sestavine:

- 4 srednje velike endivije, obrezane in prečno narezane na tanke rezine
- 1 žlica limoninega soka
- 1 drobno sesekljana šalotka
- 1 žlica balzamičnega kisa
- 2 žlici ekstra deviškega oljčnega olja
- 6 žlic težke smetane
- Sol in črni poper po okusu
- 4 unče vodne kreše, narezane na srednje velike kose
- 1 na tanke rezine narezano jabolko
- 1 žlica mletega česna
- 1 žlica sesekljanega pehtrana
- 1 žlica sesekljanega drobnjaka
- 1/3 skodelice sesekljanih mandljev
- 1 žlica sesekljanega peteršilja

Naslovi:
1. V skledi zmešamo limonin sok s kisom, soljo in skodelico čaja, premešamo in pustimo 10 minut.
2. Dodamo olivno olje, poper, premešamo in pustimo še 2 minuti.
3. V solatno skledo damo endivijo, jabolko, vodno krešo, drobnjak, pehtran, peteršilj in česen.
4. Solimo in popramo po okusu ter premešamo.
5. Dodajte smetano in vinaigrette, nežno premešajte in postrezite kot okras z mandlji na vrhu.

Uživajte!

prehrana:kalorij 200, maščobe 3, vlaknine 5, ogljikovi hidrati 2, beljakovine 10

Zraven indijska solata

Je zelo zdravo in okusno!

Čas priprave: 15 minut.

Čas priprave: 0 minut.

Obroki: 6

Sestavine:

- 3 drobno naribana korenja
- 2 bučki, drobno narezani
- Šopek drobno sesekljane redkvice
- ½ sesekljane rdeče čebule
- 6 listov mete, sesekljanih

Za solatni preliv:

- 1 čajna žlička gorčice
- 1 žlica domače majoneze
- 1 žlica balzamičnega kisa
- 2 žlici ekstra deviškega oljčnega olja
- Sol in črni poper po okusu

Naslovi:

1. V skledi zmešamo gorčico z majonezo, kisom, soljo in poprom po okusu ter dobro premešamo.

2. Po malem dodajamo olje in vse stepamo.
3. V solatno skledo stresemo korenje z redkvicami, bučkami in listi mete.
4. Dodajte solatni preliv, premešajte in ohladite do serviranja.

Uživajte!

prehrana:kalorij 140, maščobe 1, vlaknine 2, ogljikovi hidrati 1, beljakovine 7

Čatni iz indijske mete

Ima edinstveno barvo in okus! Je poseben dodatek k vsakemu zrezku!

Čas priprave: 10 minut.
Čas priprave: 0 minut.
Obroki: 8

Sestavine:

- 1 in pol skodelice metinih listov
- 1 velik šop koriandra
- Sol in črni poper po okusu
- 1 zeleni čili brez pečk
- 1 rumena čebula, narezana na srednje kose
- ¼ skodelice vode
- 1 žlica tamarindovega soka

Naslovi:

1. Liste mete in koriandra dajte v kuhinjski robot in zmešajte.
2. Dodamo čili, sol, črni poper, čebulo in tamarind pasto ter ponovno premešamo.

3. Dodamo vodo, še malo miksamo, dokler ne postane kremasto, prestavimo v skledo in postrežemo kot prilogo okusni keto pečenki.

Uživajte!

prehrana: kalorij 100, maščobe 1, vlaknine 1, ogljikovi hidrati 0,4, beljakovine 6

Indijski kokosov čatni

Popoln je za elegantno keto jed v indijskem slogu!

Čas priprave: 5 minut.
Čas priprave: 5 minut.
Porcije: 3

Sestavine:

- ½ čajne žličke kumine
- ½ skodelice naribanega kokosa
- 2 žlici pražene chana dal
- 2 zelena čilija
- Solimo po okusu
- 1 strok česna
- ¾ jedilne žlice avokadovega olja
- ¼ čajne žličke gorčičnih semen
- Zategnite tečaj
- ½ žličke urad dal
- 1 sesekljana rdeča paprika
- 1 spomladanski curry list

Naslovi:

1. V kuhinjskem robotu zmešajte kokos s soljo po okusu, kumino, česnom, chana dal in zelenimi čiliji ter dobro premešajte.
2. Dodajte malo vode in ponovno premešajte.
3. Na srednjem ognju segrejte ponev z oljem, dodajte rdeče čilije, urad dal, gorčična semena, hing in curry liste, premešajte in kuhajte 2-3 minute.
4. Dodamo ga kokosovemu čatniju, nežno premešamo in postrežemo kot prilogo.

Uživajte!

prehrana:kalorij 90, maščobe 1, vlaknine 1, ogljikovi hidrati 1, beljakovine 6

Enostaven tamarind čatni

Je sladko in popolnoma uravnoteženo! To je eden najboljših delov uživanja keto!

Čas priprave: 10 minut.
Čas kuhanja: 35 minut.
Obroki: 10

Sestavine:

- 1 čajna žlička kuminovih semen
- 1 žlica repičnega olja
- ½ čajne žličke garam masale
- ½ čajne žličke praška asafetide
- 1 čajna žlička mletega ingverja
- ½ čajne žličke semen komarčka
- ½ čajne žličke kajenskega popra
- 1 in ¼ skodelice kokosovega sladkorja
- 2 skodelici vode
- 3 žlice tamarind paste

Naslovi:

1. Na srednjem ognju segrejte ponev z oljem, dodajte ingver, kumino, kajenski poper, asafetido v prahu,

semena koromača in garam masalo, premešajte in kuhajte 2 minuti.
2. Dodamo vodo, sladkor in tamarind pasto, premešamo, zavremo, zmanjšamo ogenj in kuhamo čatni 30 minut.
3. Prenesite v skledo in pustite, da se ohladi, preden postrežete kot prilogo k zrezkom.

Uživajte!

prehrana:kalorij 120, maščobe 1, vlaknine 3, ogljikovi hidrati 5, beljakovine 9

Karameliziran poper

Jed iz keto svinjine bo s to prilogo veliko boljša!

Čas priprave: 10 minut.
Čas priprave: 32 minut.
Porcije: 4

Sestavine:
- 1 žlica oljčnega olja
- 1 čajna žlička gheeja
- 2 rdeči papriki, narezani na tanke trakove
- 2 glavici rdeče čebule narežemo na tanke trakove
- Sol in črni poper po okusu
- 1 čajna žlička posušene bazilike

Naslovi:
1. Na srednjem ognju segrejte ponev z gheejem in oljem, dodajte čebulo in poper, premešajte in kuhajte 2 minuti.
2. Ogenj zmanjšamo in ob pogostem mešanju kuhamo še 30 minut.
3. Dodajte sol, poper in baziliko, ponovno premešajte, odstavite z ognja in postrezite kot keto prilogo.

Uživajte!

prehrana:kalorij 97, maščobe 4, vlaknine 2, ogljikovi hidrati 6, beljakovine 2

Karamelizirana blitva

To je lahka stran za krožnik!

Čas priprave: 10 minut.
Čas priprave: 20 minut.
Porcije: 4

Sestavine:

- 2 žlici oljčnega olja
- 1 sesekljana rumena čebula
- 2 žlici kaper
- Sok 1 limone
- Sol in črni poper po okusu
- 1 čajna žlička palmovega sladkorja
- 1 svežen sesekljane rdeče blitve
- ¼ skodelice oliv Kalamata, izkoščičenih in narezanih

Naslovi:

1. Na srednjem ognju segrejemo ponev z oljem, dodamo čebulo, premešamo in pražimo 4 minute.
2. Dodamo palmov sladkor in dobro premešamo.
3. Dodamo olive in smog, premešamo in kuhamo še 10 minut.

4. Dodamo kapre, limonin sok, sol in poper, premešamo in kuhamo še 3 minute.
5. Razdelite na krožnike in postrezite kot keto prilogo.

Uživajte!

prehrana:kalorij 119, maščobe 7, vlaknine 3, ogljikovi hidrati 7, beljakovine 2

Posebna poletna ohrovtova priloga

To je popolno kot keto priloga za poletno zabavo!

Čas priprave: 10 minut.
Čas priprave: 45 minut.
Porcije: 4

Sestavine:

- 2 skodelici vode
- 1 žlica balzamičnega kisa
- 1/3 skodelice praženih mandljev
- 3 stroki česna, sesekljani
- 1 šopek poparjenega in nasekljanega ohrovta
- 1 majhna glava rumene čebule, sesekljane
- 2 žlici oljčnega olja

Naslovi:

1. Na srednjem ognju segrejemo ponev z oljem, dodamo čebulo, premešamo in pražimo 10 minut.
2. Dodamo česen, premešamo in kuhamo 1 minuto.
3. Dodamo vodo in ohrovt, lonec pokrijemo in kuhamo 30 minut.

4. Solimo, popramo, dodamo balzamični kis in mandlje, premešamo, razdelimo na krožnike in ponudimo kot prilogo.

Uživajte!

prehrana:kalorij 170, maščobe 11, vlaknine 3, ogljikovi hidrati 7, beljakovine 7

Čudovita zeljna solata

Zeljne solate so zelo znane! Danes priporočamo ketogeni!

Čas priprave: 10 minut.
Čas priprave: 0 minut.
Porcije: 4

Sestavine:
- 1 manjše zeleno zelje, sesekljano
- Sol in črni poper po okusu
- 6 žlic majoneze
- Sol in črni poper po okusu
- 1 prah semen komarčka
- Sok ½ limone
- 1 žlica dijonske gorčice

Naslovi:
1. V skledi zmešamo zelje s soljo in limoninim sokom, dobro premešamo in pustimo stati 10 minut.
2. Ohrovt dobro pretlačimo, dodamo še sol in poper, semena koromača, majonezo in gorčico.
3. Premešamo in postrežemo.

Uživajte!

prehrana: kalorij 150, maščobe 3, vlaknine 2, ogljikovi hidrati 2, beljakovine 7

Preprosto pečeno zelje

Zelje je tako vsestranska zelenjava! Čim prej poskusite to čudovito prilogo!

Čas priprave: 10 minut.
Čas priprave: 15 minut.
Porcije: 4

Sestavine:
- 1 ½ kilograma sesekljanega zelenega zelja
- Sol in črni poper po okusu
- 3,5 unče gheeja
- Ščepec sladke paprike

Naslovi:
1. Na srednjem ognju segrejte ponev z gheejem.
2. Dodamo zelje in med pogostim mešanjem kuhamo 15 minut.
3. Solimo, popramo in dodamo papriko, premešamo, kuhamo še 1 minuto, razdelimo na krožnike in postrežemo.

Uživajte!

prehrana:kalorij 200, maščobe 4, vlaknine 2, ogljikovi hidrati 3, beljakovine 7

Okusen stročji fižol in avokado

Postrezite to z okusno ribjo jedjo!

Čas priprave: 10 minut.
Čas priprave: 5 minut.
Porcije: 4

Sestavine:

- 2/3 kilograma sesekljanega stročjega fižola
- Sol in črni poper po okusu
- 3 žlice oljčnega olja
- 2 avokada, olupljena in brez koščic
- 5 sesekljanega drobnjaka
- Pest sesekljanega koriandra

Naslovi:

1. Na srednjem ognju segrejemo ponev z oljem, dodamo stročji fižol, premešamo in kuhamo 4 minute.
2. Začinite s soljo in poprom, premešajte, odstavite z ognja in preložite v skledo.
3. V drugi posodi zmešamo avokado s soljo in poprom ter ga pretlačimo z vilicami.
4. Dodamo čebulo in dobro premešamo.

5. Dodajte stročji fižol, premešajte in postrezite s sesekljanim cilantrom na vrhu.

Uživajte!

prehrana:kalorij 200, maščobe 5, vlaknine 3, ogljikovi hidrati 4, beljakovine 6

Okusen ocvrt krompir z repo

Ta krompirček lahko pripravite zelo hitro in okus je neverjeten!

Čas priprave: 10 minut.
Čas priprave: 25 minut.
Porcije: 4

Sestavine:

- 2 kilograma pese, olupljene in narezane na palčke
- Solimo po okusu
- ¼ skodelice olivnega olja

Za mešanico začimb:

- 2 žlici čilija v prahu
- 1 čajna žlička česna v prahu
- ½ čajne žličke posušenega origana
- 1 in ½ žličke čebule v prahu
- 1 in ½ žličke mlete kumine

Naslovi:

1. V skledi zmešamo čili v prahu s čebulo in strokom česna, kumino in origanom ter dobro premešamo.
2. Dodamo pastinakove palčke, jih dobro pretremo in razporedimo po obloženem pladnju.

3. Začinite s soljo, pokapljajte z oljem, premešajte, da se dobro prekrije, in pecite v pečici pri 350 stopinjah F 25 minut.
4. Pustite, da se pastinak nekoliko ohladi, preden ga postrežete kot keto prilogo.

Uživajte!

prehrana: kalorij 140, maščobe 2, vlaknine 1, ogljikovi hidrati 1, beljakovine 6

Fantastična irska priloga

To je tako neverjetno in sveže!

Čas priprave: 10 minut.
Čas priprave: 15 minut.
Obroki: 6

Sestavine:

- 1 skodelica listov špinače
- 3 skodelice cvetov cvetače
- ¼ skodelice kisle smetane
- 4 žlice gheeja
- Sol in črni poper po okusu
- ½ skodelice smetane
- 1 avokado, olupljen in brez koščic

Naslovi:

1. V toplotno odporni skledi zmešajte špinačo s cvetovi cvetače, segrejte v mikrovalovni pečici in kuhajte 15 minut.
2. Avokado pretlačimo z vilicami in dodamo špinačni zmesi.

3. Dodajte tudi sol, poper, smetano, ghee in smetano ter zmešajte s potopnim mešalnikom.
4. Preložimo na krožnike in postrežemo z zrezkom.

Uživajte!

prehrana: kalorij 190, maščobe 16, vlaknine 7, ogljikovi hidrati 3, beljakovine 5

Dvakrat pečene bučke

Postrezite to z jagnjetino in uživajte!

Čas priprave: 10 minut.

Čas priprave: 30 minut.

Porcije: 4

Sestavine:

- 2 bučki prerežemo na pol in vsako polovico po dolžini razpolovimo
- ¼ skodelice sesekljane rumene čebule
- ½ skodelice cheddar sira, naribanega
- 4 trakovi slanine, kuhane in narezane
- ¼ skodelice smetane
- 2 unči kremnega sira, mehkega
- 1 žlica sesekljane jalapeno paprike
- Sol in črni poper po okusu
- 2 žlici gheeja

Naslovi:

1. Bučke izdolbemo iz notranjosti, meso damo v skledo in bučke skodelice položimo v pekač.

2. V skledo dodajte čebulo, sir cheddar, sesekljano slanino, jalapeño, sol, poper, kislo smetano, kremni sir in ghee.
3. Dobro stepemo, s to mešanico napolnimo četrtine bučk, postavimo v pečico na 350 stopinj F in pečemo 30 minut.
4. Bučke razdelite na krožnike in postrezite z jagnječjimi kotleti.

Uživajte!

prehrana:kalorij 260, maščobe 22, vlaknine 4, ogljikovi hidrati 3, beljakovine 10

okusna omaka

Ta keto kopel ni s tega sveta!

Čas priprave: 10 minut.
Čas priprave: 10 minut.
Porcije: 4

Sestavine:

- 4 unče mlete klobase
- Sol in črni poper po okusu
- 1 skodelica težke smetane
- 2 žlici gheeja
- ½ čajne žličke guar gumija

Naslovi:

1. Na zmernem ognju segrejemo ponev, dodamo koščke klobase, premešamo, kuhamo 4 minute in preložimo na krožnik.
2. Ponev pristavimo na srednji ogenj, dodamo ghee in stopimo.
3. Dodamo smetano, sol, poper in guar gumi, premešamo in kuhamo dokler se ne začne gostiti.

4. Klobaso vrnite v ponev, dobro premešajte, odstavite z ognja in pokapajte po okusnem keto zrezku.

Uživajte!

prehrana: kalorije 345, maščobe 34, vlaknine 0, ogljikovi hidrati 2, beljakovine 4

Pilav z gobami in konopljo

Je zelo zanimiva in okusna priloga!

Čas priprave: 10 minut.
Čas priprave: 20 minut.
Porcije: 4

Sestavine:
- 2 žlici gheeja
- ¼ skodelice narezanih mandljev
- 3 gobe, sesekljane
- 1 skodelica konopljinih semen
- Sol in črni poper po okusu
- ½ čajne žličke česna v prahu
- ½ skodelice piščančje juhe
- ¼ čajne žličke posušenega peteršilja

Naslovi:
1. Na srednjem ognju segrejte ponev z gheejem, dodajte mandlje in gobe, premešajte in kuhajte 4 minute.
2. Dodajte konopljina semena in premešajte.

3. Dodamo sol, poper, peteršilj, česen v prahu in osnovo, premešamo, zmanjšamo ogenj, ponev pokrijemo in kuhamo, dokler se juha ne vpije.
4. Razdelimo po krožnikih in postrežemo kot prilogo.

Uživajte!

prehrana: kalorije 324, maščobe 24, vlaknine 15, ogljikovi hidrati 2, beljakovine 15

Azijska solata

Je odličnega in neverjetnega okusa! Odlično se ujema s keto kozicami!

Čas priprave: 30 minut.
Čas priprave: 10 minut.
Porcije: 4

Sestavine:

- 1 velika kumara, narezana na tanke rezine
- 1 sesekljano čebulo
- 2 žlici kokosovega olja
- 1 paket azijskih rezancev
- 1 žlica balzamičnega kisa
- 1 žlica sezamovega olja
- ¼ čajne žličke rdeče paprike
- Sol in črni poper po okusu
- 1 čajna žlička sezama

Naslovi:

1. Rezance skuhajte po navodilih na embalaži, jih odcedite in dobro sperite.

2. Na srednji temperaturi segrejemo ponev s kokosovim oljem, dodamo rezance, ponev pokrijemo in pražimo 5 minut, da so dovolj hrustljavi.
3. Preložimo jih na papirnate brisače in odcedimo maščobo.
4. V skledi zmešamo rezine kumare s čajem, papriko, kisom, sezamovim oljem, sezamovimi semeni, soljo, poprom in rezanci.
5. Premešajte, da se dobro prekrije, ohladite 30 minut in postrezite kot prilogo k kozicam na žaru.

Uživajte!

prehrana: kalorije 400, maščobe 34, vlaknine 2, ogljikovi hidrati 4, beljakovine 2

www.ingramcontent.com/pod-product-compliance
Lightning Source LLC
Chambersburg PA
CBHW071855110526
44591CB00011B/1426